U0296237

当代中国科学家学术谱系丛书

丛书主编　王春法

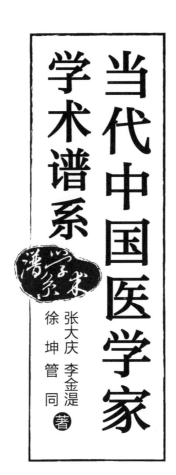

当代中国医学家
学术谱系

张大庆　李金湜
徐坤　管同
著

上海交通大学出版社
SHANGHAI JIAO TONG UNIVERSITY PRESS

内容提要

本书系《当代中国科学家学术谱系丛书》之一,选取中国当代医学发展史上具有代表性的几个学科,如基础医学的生理学、临床医学的泌尿外科、口腔医学等,从学术谱系中的师承关系入手展开历史分析。这些学科在我国现代医学领域发展比较迅速且有自身特性,本书研究其学科传统及学术谱系的建立过程,考察不同时代医学家成长的特点等,具有重要的学术价值,对于更好地理解我国现代医学科学传统的形成以及更好地培养医学人才有较强的借鉴意义。

图书在版编目(CIP)数据

当代中国医学家学术谱系/张大庆等著. —上海:上海交通大学出版社,2016
(当代中国科学家学术谱系丛书)
ISBN 978 - 7 - 313 - 14625 - 0

Ⅰ.①当…　Ⅱ.①张…　Ⅲ.①医学-学术思想-谱系-中国-现代　Ⅳ.①R

中国版本图书馆 CIP 数据核字(2016)第 158258 号

当代中国医学家学术谱系

著　　者:张大庆　李金湜　徐　坤　管　同
出版发行:上海交通大学出版社
邮政编码:200030
出 版 人:韩建民
印　　制:上海景条印刷有限公司
开　　本:710mm×1000mm　1/16
字　　数:203 千字
版　　次:2016 年 7 月第 1 版
书　　号:ISBN 978 - 7 - 313 - 14625 - 0/R
定　　价:58.00 元

地　　址:上海市番禺路 951 号
电　　话:021 - 64071208

经　　销:全国新华书店
印　　张:12

印　　次:2016 年 7 月第 1 次印刷

总　序

　　中国现代科学制度系由 20 世纪初叶从西方引入的，并在古老而年轻的中国落地生根、开花结果。百余年来，一代又一代中国科技工作者尊承前贤、开慈后学，为中国现代科技的初创、进步，并实现跨越式发展作出了巨大贡献。可以说，中国现代科技的发展史，就是一部中国科技工作者代际传承、接续探索的奋斗史。今天，我们站在建设创新型国家的历史新起点上，系统梳理百余年来中国现代科技发展的传承脉络，研究形成当代中国科学家学术谱系，对于我们深刻理解中国现代科技发展规律和科技人才成长规律，对于加快建设人才强国和创新型国家，无疑是十分重要和必要的。

一

　　学术谱系是指由学术传承关系(包括师承关系在内)关联在一起的、不同代际的科学家所组成的学术群体。在深层意义上，学术谱系是学科学术共同体的重要组成单元，是学术传统的载体。开展当代中国科学家学术谱系研究，旨在深入探讨各门学科或主要学科分支层面上学术谱系的产生、运作、发展以及在社会中演化的历史过程及一般趋势，促进一流学术谱系及科学传统在当代中国生根、成长。

　　学术谱系研究具有重要的学术价值。它突破了以往科学史研究的边界，涉及由学术谱系传承过程中数代科学家所构成的庞大的科学家群体，而且在研究时段上要考察历时达数十年乃至近百年的学术谱系发生发展过程。为了实现这一目标,研究者必须将人物研究、科学思想史研究与关于科学家群体的社会学解析(群体志分析)结合起来,将短时段的重要事件描述、中时段的谱系运作方式研究与长时段的学术传统探讨乃至学科发展研究结合起来。

学术谱系研究还具有突出的现实意义。它有助于探讨现行体制下科技人才成长规律,回答"钱学森之问";有助于加快一流学术传统在当代中国的移植与本土化进程,有助于一流学术谱系的构建,也有助于一流科技人才的培养。

二

当代中国科学家学术谱系研究,以科学家和科学家群体为研究对象,通过综合运用科学史、科学哲学和科学社会学的理论和方法,分别从短时段、中时段和长时段多种视角审视学术谱系的产生与发展过程,画出谱系树。在此基础上,就学术谱系的内部结构、运作机制、相关学术传统及代际传承方式展开深入研究,同时与国外先进学术谱系展开比较研究,并结合国情提出相关政策建议。

具体来说,当代中国科学家学术谱系的主要研究内容,应包括以下五个方面:(1)结合学科发展史,对学科内科学家进行代际划分和整体描述,找出不同代际之间科学家之间主要的学术传承关系,描述学术传承与学科发展、人才成长的内在联系;(2)识别各学科中的主要学术谱系,归纳提炼出代表性谱系的学术思想和学术传统;(3)研究主要学术谱系中代表性科学家在相关学科发展中的地位与作用;(4)着眼于学术谱系发展趋势,分析相关学科发展的突出特点、主要方向以及潜在突破点;(5)与国外相关学术谱系开展比较研究。

三

如何开展当代中国科学家学术谱系研究?首先要广泛而扎实地收集史

料,在保证真实性的基础上,尽可能做到详尽、全面。史料收集可采用文献研究、访谈、网络数据库等方法,其中以文献研究方法为主。如采用访谈方法,必须结合历史文献记录对访谈的内容进行验证,以免因访谈对象的记忆错误或个人倾向而导致史实上的分歧问题。

其次,确定代际关系。划分代际关系是适当把握学科整体学术谱系结构的重要前提。可以学科史、师承关系和年龄差距这三方面依据为参考。学科史有助于了解学科发展早期同代际学者的分布以及彼此之间的合作关系。师承关系是划定不同代际的基本依据,但由于科学家的学术生涯长达50年左右,对其早期弟子与晚期弟子应作必要区分。此时,则需要参考年龄因素,可以25年为代际划分的参考依据。

再次,初步识别并列出所研究领域内的所有谱系。对所研究的学科进行一个概略性的介绍,包括该学科在我国移植和发展的大致情况、所包含的分支领域和主要学术谱系等。依据适当理由对不同代际科学家进行划分,描述不同代际科学家之间的总体学术传承关系。尽可能全面、系统地列出所有能够辨识的学术谱系,绘制出师承世系表。

第四,开展典型谱系研究。从经过初步识别的学术谱系中选出若干具有典型意义的重点谱系进行深入研究,理清谱系发展过程中的主要事实。典型谱系的研究可按短、中、长三个时段推进。典型谱系的研究要以事实为基础,但不能仅仅停留在史实上,而要在史实基础上进行提炼(特别是在中时段和长时段研究中),通过提炼找出规律性的东西。

第五,与国内外相关学术谱系进行比较研究。选择与所选典型谱系相似方向和相同源头的国外学术谱系进行比较研究,主要考察内容可包括学术传统差别、人才培养情况差别、总体学术成就差别、外部发展环境差别等。

第六,提出研究建议。结合在典型学术谱系研究和比较研究中总结出的促进学术谱系健康成长的经验和阻碍、制约学术谱系发展的教训,给出相关研究和工作建议,以推动一流科学传统在我国的移植与本土化进程,促进我国科学文化和创新文化的发展。

四

中国科协是科技工作者的群众组织，是党领导下的人民团体。广泛动员组织科技界力量开展当代中国科学家学术谱系研究，梳理我国科技发展各领域学术传承的基本脉络，探究现代科技人才成长规律，对科协组织而言，既是职责所系，也是优势所在。

为此，自 2010 年 5 月起，中国科协调研宣传部先后在数学、物理、化学、天文学、生物学、光学、医学、药学、遗传学、农学、地理学、动物学、植物学等学科领域，启动当代中国科学家学术谱系研究，相关研究成果就此陆续出版。我们期待，本套丛书的出版将带动学界同行进一步深入探讨新中国成立前后、"文革"前后，以及改革开放以来我国科学家学术传承的不同特点，探讨中国科学家学术谱系与国外科学家学术谱系之间的区别和联系，探讨国外科学传统（英、美、德、日、法以及苏联传统）的引入与本土研究兴起之间的内在关联，从而为我国科技发展更好遵循现代科技发展规律和科技人才成长规律，实现新发展新跨越提供有益的思考和借鉴。

本套丛书的研究出版是一项专业性的工作，也是一项开创性的工程。感谢各有关全国学会的大力支持，感谢中国科技史学界同行们的热情参与，也感谢上海交通大学出版社的辛勤付出。正是有了各方面的积极工作和密切协作，我们更有信心把这项很有价值的工作持续深入地开展下去。

是为序。

王春法

2016 年 5 月 23 日

目　录

导　言

　　自明末清初西方医学传入后,西方医学在中国经历了一个漫长的本土化历程。至民国初期,随着第一代留学欧美、日本医界学人的回国,中国现代医学家们逐渐开拓自己的研究领域,并开始形成自己的学术传统。虽然现代医学建立在自然科学基础之上,但与一般自然科学不同的是,医学研究的对象是人和疾病,而人的社会文化属性、疾病的地域性和病人的社会心理特性,都需要医学给予恰当的关注。

　　中国现代医学移植于西方的医学科学体系,但又面临着具有自身社会文化特征的健康、疾病问题,例如人口众多、医疗卫生设施薄弱而导致的传染病、寄生虫病流行;社会经济发展缓慢、人民生活水平低下而导致的营养缺乏性疾病普遍;此外,医学学科的发展、学术传统的建立需要一个相对长期的知识、经验和思想的积累与锤炼,方能逐渐形成自己的学术传统。20世纪20年代之后,我国在医学的几个分支领域开始产生具有国际水准的专家学者,并在相关分支学科学术传统的建立和学术谱系的形成过程中发挥了重要作用。例如,北京协和医学院的生理学系汇集了当时国内著名的医学家,该系创办的英文学术期刊《中国生理学杂志》(*Chinese Journal of Physiology*,1927—1950),发表了大量研究成果,在国际生理学界具有了一定影响,协和生理学系也成为我国现代医学科学人才培养的摇篮。

　　本书选取中国现代医学发展史上具有代表性的几个学科为案例,如基础医学的生理学、临床医学的泌尿外科、口腔医学等领域,从学术谱系中的师承关系入手展开历史分析。学术谱系是一个学科或专业社会化的重要组成部分,也是检视某一学科或专业内分支学科发展的历史记录。分析我国现代医学领域发展比较迅速且有自身特性的几个学科,研究其学科传统及学术谱系的建立过程,考察不同时代医学家成长的特点等,为更好地理解我国现代医学科学传统的形成、更好地培养医学人才具有重要的学术价值和借鉴意义。

第一节　国内外关于学术谱系和科学传统的研究概述

谱系(genealogy)也称为家谱(family tree)，传统上是指血缘家族和特定家庭或个人的系谱。谱系研究有悠久的历史，但学术谱系研究则是新近拓展的一个领域。所谓学术谱系，是依据师承关系建立的一种学术关系网，来描述某个学科或领域的起源与发展的演化图谱。学术谱系在形式上与家谱有相同之处，如可描绘清晰的师承(代际)关系(如博士导师与博士生关系)，但也有不同之处，如在现代实验室研究中导师组与研究生的多层关系(交叉学科或跨学科研究中的双导师制以及项目组中的第一、第二甚至第三导师的制度安排等)。学术谱系是一个包含了多个学科的研究领域，涉及诸如历史、地理、文学、人类学、社会学、计算机科学、信息科学、语言学等。因此，开展学术谱系研究，也应当汇集多学科领域的研究方法，综合各学科之所长，展示学术谱系的多重特性及全新的研究视域。进入 21 世纪以来，由于网络的普及，学术谱系研究的兴趣日益增长，尤其是利用互联网与数据库来研究与展示学术谱系的形成、发展，学者之间的学术合作关系，出现了一批学术谱系的研究成果，并建立了多个学术谱系网站，如神经科学学术谱系(Neurotree)、数学家谱系项目(Mathematics Genealogy Project)、贸易经济学家谱系(Family Tree of Trade Economists)、解剖学谱系(Anatomy Tree)等。

学术谱系的建立一般包括六个组成部分，即核心人物、研究团队、学术机构、内容概述、数据及合作网络。核心人物是学术谱系研究的基础，任何学术谱系都必须描述核心人物学术活动的基本情况，既有客观记载，如个人基本信息资料、各种学术活动的资料以及发表的论文、著作以及申请的专利等，也有主观描述，如同行评价、成果鉴定等。谱系成员也是研究的重要内容。描述学术谱系最重要的是厘清谱系成员的构成及其相互关系。然而，与一般族谱或家谱不同的是，学术谱系成员之间的关系远非家谱那样清晰，成员之间的"辈分"也很难如族谱那样明了。因此，描述学术谱系成员之间的相互关系是学术谱系研究的难点之一。学术谱系不仅仅是一组人员的组合，它也是在学术文化与知识生产活动中形成的智识实体，一方面，它受到文化、政治、经济制度的影响；另一方面，它也受到学术团体、机构(大学或研究所)的制约。因此，学术谱系的研究可深化我们对日常科学活动、机构文化或学术传统的理解，以及社会文化因素对学术活动的影响学术团体、学术机构在学术谱系研究中是一个类似社区的社会架构,其基于共同的学术兴趣并依照学科特性分组,目标是促进学术交流和维护共同利益。通过研究某个学术团体或研究机构的历史与演进,能揭示科学界的社会分层、科学知识的社会建构、科学与社会文化互动的整体关联。通过社会学的视角,考察学术团体与机构的集体记忆,可以弥补学术谱系中个体研究的片面或不足,从宏观的、学科发展与演变的视角来深化与拓展学术谱系的研究。例如,学术团体或机构的各类文件、实验室记录、博士生论文、各类会议记录、报告等,为编纂学术谱系提供了丰富资源。学术谱系的资料(数据)非常广泛,包括历史文献记录、照片、在线数据库、实物、个人通信等。在研究谱系时对任何一项信息,都必须查证并给予评估。

国外科学家学术谱系研究的兴起与科学社会学的发展有关。20 世纪中叶以来,一些科学社会学家在对著名科学家群体如诺贝尔科学奖获得者群体,进行群体志研究的过程中,注意到诸多诺贝尔奖获得者之间存在着密切的师承关系。科学家的学术谱系问题由此进入科学社会学的研究视野。

学术谱系(The Academic Genealogy 或 Aacademic Family Tree)项目是一个旨在准确地记录和公开分享整个学术界所有领域当前和历史研究的学术系谱一个非营利性、由用户内容驱动的 Web 数据库。访问网站树是免费的,用户可以直接提供内容。该项目源自于 2005 年开始的"神经科学谱系"(Neurotree. org),该谱系记录神经科学领域内的师生关系,并以直观的"家族树"的形式呈现出来。神经科学谱系创建不久,该网站收到了来自其他领域研究人员的请求,希望帮助他们建立自己的学术谱系。目前,该网站开发了一个系统,允许多个学术谱系——每一个侧重于不同的学术领域——均可链接到同一个中央数据库(参见 http://academictree. org)。

英国皇家化学学会开发的"化学传承"(Chemistry Connections)是一个化学家学术谱系数据库,目前汇集了 7 000 多人,通过学生与导师的关系联系起来。每条记录都包含该学生在何时何地获得博士学位及一条简短的个人传记。通过该谱系,可以厘清一个化学家的学生导师的关系,理论上甚至可以通过某人的师生关系的历史追溯,拓展到整个化学的学术谱系。

美国北达科他州立大学的数学家哈里·康尼斯(Harry Coonce)创建的数学谱系数据库,可从莱布尼茨延伸到今天的数学家,数据库包含超过 10 万个数学家的名字。2011 年,韩国浦项科技大学张水荣撰写的《数学家学术谱系》(*Academic Genealogy of Mathematicians*),研究了 19—20 世纪德国、法国、俄国、英国、波兰、匈牙利、芬兰、瑞典、挪威、意大利、荷兰、比利时、奥地利、日本、韩国、美国、澳大利亚、捷克 18 个国家的 750 位数学家的学术谱系,并对其中 464

位著名数学家的生平与主要业绩进行了较为详细地描述,有助于我们清晰地看到今日的数学学科是如何演变而来的。该书对数学家学术谱系的追溯,虽然是按国别,但却不是按数学家的国籍,而是根据他们所获得博士学位的国家。例如,在德国获博士学位的俄国数学家索菲·柯尼列夫斯卡娅(Sofya Kovalevskaya)、匈牙利数学家阿尔弗雷德·哈尔(Alfred Haar)均被纳入德国数学家谱系,日本数学家广中平佑则被列在美国数学家谱系中①。作者旨在强调学术谱系研究重点应观照学术思想的传承与学术传统的演变,而不是地域与国籍,由此考察基于悠久传统的学校和重要学者而形成的学术中心是如何推动学科发展的。

近年来,国外学者在医学家谱系和医学机构传统方面的研究已较深入。例如,美国学者卡尼格尔关于美国国立卫生研究院(NIH)和约翰·霍普金斯大学的著名科学家群体研究,他的代表著作《师从天才:一个科学王朝的崛起》②从第二次世界大战期间一直写到 20 世纪 80 年代,描述了在医学领域(生理学、药理学、神经学)一个具有师承关系的团队(从香农→布罗迪→阿克塞尔罗德→斯奈德→珀特)如何一代代地传承研究风格,获得了一个个开创性的重大发现(抗疟新药、微粒体酶、阿片受体与成瘾机制等),并获得了多项诺贝尔奖、拉斯克奖等重大奖项。以此师承链为案例,阐述了科学界的一个非常奇怪现象:师承关系在培养科学顶尖人才方面具有强大作用,"一种特别的东西、关键性的东西,在若干代科学家之间,代代相传"。许多世界顶尖科学家有一个惊人的特点,通常都在其他顶尖科学家的实验室里工作过,然后依次成为下一代顶尖科学家的导师。又如,伊丽莎白·伊瑟莉姬对美国疾病预防控制中心(CDC)历史的研究,她的《健康的哨兵》③起自第二次世界大战期间美国疾病预防控制中心的前身"战地疟疾控制"单位,终于 20 世纪 80 年代中期,叙述的著名事件包括:根除天花;为发现有效的脊髓灰质炎疫苗而斗争;发现军团病的秘密;发现艾滋病及其早期研究;等等。这本书对美国疾病预防控制中心的建立以及与美国国立卫生研究院的关系,如何确定战略,控制中心的科学家群体等的学术谱系都有比较深入的研究。此外,还有对巴斯德研究所的学术谱系研究,如图 0-1 所示:

① Sooyoung Chang. Academic Genealogy of Mathematicians [M]. Singapore:World Scientific Publishing Co. Pte. Ltd, 2011:Ⅺ.

② [美]罗伯特·卡尼格尔(Robert Kanigel)著;江载芬等译. 师从天才:一个科学王朝的崛起[M]. 上海:上海科技教育出版社,2001.

③ [美]伊丽莎白·W. 伊瑟莉姬(Elizabeth W. Etheridge)著;李立明主译. 健康的哨兵[M]. 北京:中国协和医科大学出版社,2005.

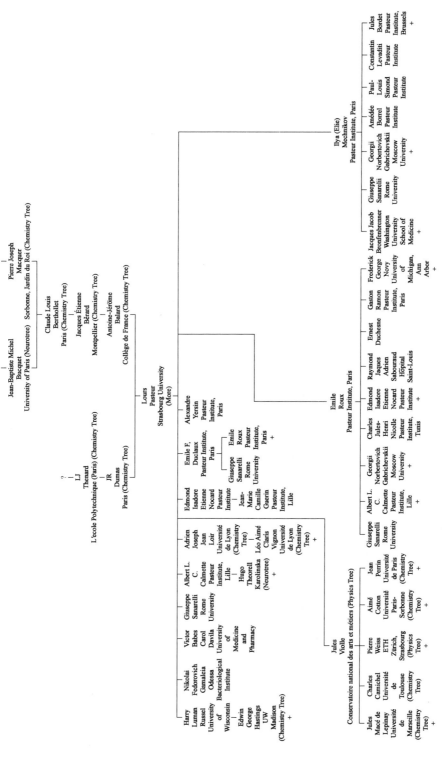

图 0 - 1 巴斯德的学术谱系

巴斯德(L. Pasteur，1822—1895)是微生物学的奠基人，但他的学术生涯起步于化学。1843 年 8 月，巴斯德考入高等师范学校，攻读化学和物理。1846 年，巴斯德从高等师范学校毕业，并获得了到图尔农中学物理教师的聘书。不过巴斯德的兴趣在科学研究，他得到了化学家、溴元素的发现者巴莱(Antoine-Jérome Balard，1802—1876)的青睐，进入巴莱的实验室一方面当助手，一方面成为巴莱的博士研究生。1847 年，巴斯德取得理学博士学位并开始进行酒石酸化学特性的研究。1856 年，巴斯德因在寻找葡萄酒变酸的原因时发现酵母菌的作用，而转向微生物研究。1859 年，巴斯德通过实验推翻了腐败变质的自然发生说，确立了伤口感染和传染病的病原微生物理论。此后，巴斯德在蚕病、鸡霍乱、炭疽病、狂犬病等方面研究的成果，奠定了病原微生物学的基础。他建立的巴斯德研究所也因此成为病原微生物学和免疫学研究的中心。巴斯德的许多学生以及巴斯德研究所培养出的研究生在微生物学和免疫学领域也作出了重要贡献，如鲁(Emile Roux)是巴斯德的主要助手，后来成为巴斯德研究所的所长。鲁和他的助手耶尔森一起发现了白喉病的外毒素。鲁的另一位助手卡尔默特(Albert L. C. Calmette)是预防结核病的卡介苗的发明者。卡尔默特的学生之一是瑞典医学家胡戈·特奥雷尔(Hugo Theorell)，他因发现氧化酶的本质和作用获得 1955 年诺贝尔医学奖。巴斯德的学生梅契尼科夫(E. Metchnikoff，1845—1916)是 1908 年诺贝尔生理学或医学奖的获得者，而梅契尼科夫的学生鲍台(J. Bordet，1870—1961)因发现补体结合反应而获 1919 年诺贝尔生理学或医学奖。巴斯德学生谱系为我们展示了现代微生物学和免疫学发展的基本轨迹。

国内科学家学术谱系的研究随着世界的学术潮流和科学社会学的发展也变得热门起来。中国科技大学卜小勇(2007)的博士论文《中国现代科学精英》对科学家的师承关系进行了界定，进而以中国现代数学家师承谱系为案例，研究得出：现代数学在中国早期发展缓慢但早期数学精英起点较高；早期数学精英更多地是火种作用；后期数学精英通过研究团体培养下一代数学英才；后期数学精英的导师作用受到马太效应的影响，成为现代数学在中国传播发展的基本特点。卜小勇另一篇文章《中国现代数学精英师承关系及其特征状况研究》(2009)，分析了中国现代数学精英师承关系，揭示不同时期中国数学英才成长特点，早期数学精英的火种作用，继承者后续的扩张发展，进而探讨中国近现代高级数学人才成长的一般规律。乌云琪琪格、袁江洋的文章《谱系与传承：从日本诺贝尔奖获奖谱系看一流科学传统的构建》，强调科学传统对国家科学发展具有根本意义。通过考察日本诺贝尔物理学奖获奖谱系，揭示日本物理学传统的构建过程。日本现代物理学传统的成功构建既取决于明治维新以后三代物理学家移植西方科学传统的共同努力,也取决于国家和社会对科学和科学家前后一贯的支持。相比之下,中国至今仍需致力于充满创造活力的科学传统的构建。夏媛媛、张大庆的文章《民国时期的医派纷争与殖民现代性》①对近代中国医学学派进行了较系统而深入的研究,指出德、日医学派与英、美医学派的纷争实际上是一种"殖民地医学"的反映,当时所谓的医派纷争既是话语权的争夺,如表现为医学名词标准化的确定,又是在实际开业利益方面的较量。中医学者朱明、彭建中的文章《中医各家学说课程应以中医学派发展为主线——兼论中医学派的"五性"》②认为,"中医各家学说"探索各个学派的特点体现出中医学术发展的传承与学术思想的源流,坚持以学派发展为主线,能够较好地携领中医历代医家的研究,涵盖和包容理论与临床不同层面的观点学说,反映中医的继承性、创新性、全面性、连续性和互补性等特点,可作为医学家谱系研究的比较参考。

与此同时,学术界对科学传统的研究相对较多,成果较丰富。哈斯金斯(C. P. Haskins)的 *The Scientific Revolution and World Politics*③(1969)一书表述了这样的观点,从科学史的角度来看,现代意义上的科学传统最初诞生于十六七世纪的欧洲科学革命。科学革命逐渐确立了现代形式的科学世界观、方法论和知识标准,要求放弃经院哲学时代的知识原则,要求以自然的原因说明自然现象,要求充分运用人类理性来解释自然现象,要求以经验而非以权威为据进行论证;非但如此,还为西方社会乃至整个人类社会确立了这样一条社会价值原则:一个现代意义上的社会,国家必须为那些探求自然真理乃至关于人类事务的真理性认识的事业和人们提供制度性保护和支持。

劳丹(Laudan)在 *Progress and Its Problems: Toward a Theory of Scientific Growth*④ 中探讨的科学传统是在认识论意义上探讨研究传统。他所说的研究传统系指科学共同体关于外部世界(实体和过程)的本体论承诺和关于科学认识的方法论承诺,研究传统有助于科学家发现问题、探讨问题、建构科学

---

① 来源于:蛇与仗. 医学人文网. http://www.she-zhang.com/Web/Article/Show.aspx? id=511.
② 朱明,彭建中. 中医各家学说课程应以中医学派发展为主线:兼论中医学派的"五性"[J]. 中医教育,2007,26(1).
③ C P Haskins. The Scientific Revolution and World Politics [M]. New York and Evanson: Harper & Row, 1969: 10 - 13.
④ Laudan, L. Progress and Its Problems: Toward a Theory of Sientific Growth[M]. Berkeley, CA: University of California Press, 1977.

理论。黄祥春在《科学传统的形成与近代西方社会发展观念的演进》一文中指出,在西方十六七世纪以前很少有不同于精神传统(或者学者传统)和技术传统(或者工匠传统)的科学传统的存在,这两种传统的独立状态,在从可以考察的青铜时代就已经存在,一直到中古晚期和近代初期的欧洲,这两种传统的各个成分才开始靠拢和汇合起来,从而形成一种新的传统,即科学传统。

郝刘祥、王扬宗在《科学传统与中国科学事业的现代化》[①]一文中阐述了科学传统的构成,其包括科学探索的精神、方向和技艺,以及传承和发扬这门技艺的组织、规范及社会基础,进而分析了欧美科学传统诞生、成长及其移植到中国的曲折历程。朱邦芬的《谈科学传统的重要性》将科学传统论述为无形的科学传统,包括科学精神、学术规范、学风、科研成果评价、学术争鸣等,并认为这些潜移默化的风气和约定成俗的规则对于科学进步和人才脱颖而出起极其重要的作用。

费正清、赖肖尔(1996)的《中国:传统与变迁》是一部由外国人撰写的中国通史史论巨著,内容涉及中国社会在政治、经济、军事、教育及意识形态各个方面的传承与流变。书中对比西方国家,指出中国传统社会的结构及其相应的文化土壤不利于现代科学传统的生长。张晓洲的《从东西方科学传统的差异看未来中国科技的发展》,从中西科学起源的差异,即科学的哲学起源和科学的历史起源两方面进行论述,进而研究中西科学研究手段或方法的差异,最后对中西科学发展中所体现的思维差异进行了比较。

对于科学传统的研究,国外比我们起步要早得多,早在20世纪七八十年代,日本东京大学科技史的中山茂教授出版了他的著作《中国、日本和西方的学术传统和科学传统》,该书使用了范式的概念来表明知识的传授传播方式与研究方向间的关系。他特别详细地考察了中国的科学传统,并试图解释为什么原来在世界科学和技术上居于领先地位的中国从15世纪开始停滞不前,而让西方在工业革命和科学革命中赶超了过去。日本学者中山(Nakayama)、小茂(Shigeru)的 *Academic and Scientific Traditions in China,Japan and the West*[②]一书也对中国、日本和西方国家的科学传统的形成和发展做了比较研究。

20世纪中叶以后,国际学界开始重视科学家群体研究,如关注诺贝尔奖得主之间存在着密切的师承关系。近年来,国内学界和科技管理高层开始重视学

---

① 郝刘祥,王扬宗. 科学传统与中国科学事业的现代化[J]. 科学文化评论. 2004:1(1).

② Nakayama,S; translated by Jerry Dusenbury. Academic and Scientific Traditions in China,Japan and the West [M]. Tokyo:Tokyo University Press,1984.

术传统问题。目前的研究不多,总体上研究薄弱,有待进一步系统、深入。

第二节　中国近代医学学术传统的建立

我国传统中医药学经过几千年的发展,也出现了与学术谱系相近的学术传承方式,即通常所谓的中医学派。中医学派是指中医学中经过长期传承而形成的以某种独特的理论主张或尊奉经典为基础的不同学术派别。中医学派大多是经过长期发展而形成的,具有较长的历史积淀,特点是以"学"(如学术理论、主张、学说等)为核心,影响较大(甚至是中医学中的重要理论),几乎人人都可以学习并传承,但传承途径、方式不同(特点是有传承,无谱系)。例如,伤寒学派、温补学派、脾胃学派、攻下学派、活血化瘀学派等,其理论主张对于中医临床具有较为普遍的指导意义。我们可以利用图 0 - 2、图 0 - 3 体现金元医家的师承关系及其对后世的影响。

近代西医传入中国,可追溯到 16 世纪中叶葡萄牙人在澳门建立的西式医院和麻风病院。早期西医知识的传入,实际上是传教士在传教活动中用西方的科学知识来推动基督教义传播的副产品。鸦片战争之前,只有澳门、香港、广州等少数地区有传教士建立的西医医院和诊所,虽然这些医院因在眼科和外科治疗上疗效颇佳,已获得了一定的声誉,但总体上影响不大。鸦片战争以后,随着一系列不平等条约的签订,清政府被迫开放通商口岸,西医医院作为外国教会进入中国的一个主要途径,陆续在中国各地建立,从通商口岸延伸至内地。在民国前,作为西医传播主要途径的教会医院已分布到我国的大多数省份,从鸦片战争前的少数几家,迅速增加到 100 多家。

西方传教士为了扩大西医在中国的影响,积极倡导西医的教育与译介西医书籍。传教士医生感到单纯办医院,并不能改变中国人对待西医的态度,只有推行医学教育才能从根本上改变这种状态。于是,许多教会医院从单凭眼科与外科手术吸引病人,扩展到通过医学教育、普及卫生知识等来扩大影响,开始在医院或诊所招收中国学徒,教授西医学知识。1837 年,伯驾在眼科医局招收中国学生;1839 年,合信在广州惠爱医院招收学徒传授医术。

19 世纪 60 年代以后,随着洋务运动的兴起,西学的传播从以传教士为主导转变为以朝廷官员为主导。洋务派在北京、上海、广州、福州、天津等地设立学堂,教授西学。1865 年,北京同文馆增设"医科",聘请德贞主讲解剖、生理。

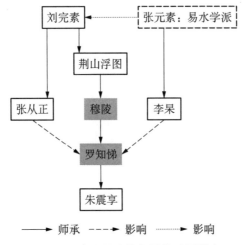

图 0 - 2 金元医家的师承关系及影响

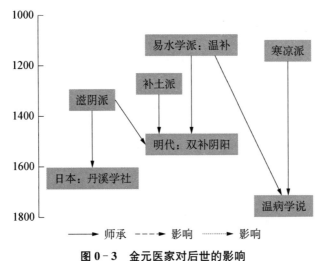

图 0 - 3 金元医家对后世的影响

1888 年,李鸿章在天津创办北洋医学堂,成为我国第一所官办医学校,1892 年更名为海军医学校。1902 年,清政府又在北京创办北洋医学校,后移至南京,更名为陆军医学校。20 世纪以后,随着西医学的进步,大学医学教育得到进一步重视,尤其是注意到培养医学生需要更高的标准。在中国建立的医学校能培养出高质量的医学生,是西医本土化的一项重要标志。

从传教士医生到清末政府办理的医学教育,培养的仅仅是能从事一般开业诊病的医生,还谈不上进行医学研究,即便早期的教会医学院依然是以培养普通开业医生为目标。无论从师资力量还是学校规模和设备上看,这些医学院实际上既缺乏优秀的医学家,也很少有资金和能力开展医学研究,基本上是以临床教学为主的教学型医学院。

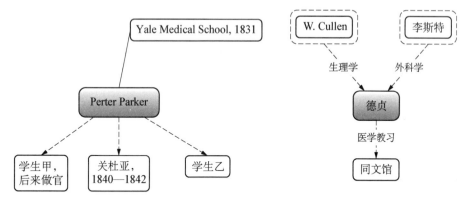

图 0-4　19 世纪 40 年代与 90 年代的西医教育

　　中国本土的第一代西医,大多是留学回国的医生,除个别有志于医学研究外,大多以开业行医为谋生职业,即便在医学院任教也很少从事医学科学研究。伍连德是 20 世纪早期的从事医学研究并作出重要贡献的少数医学家之一。伍连德(1879—1960)出生在马来西亚槟榔屿的一个华侨家庭,1896 年以优异成绩获得英国女王奖学金入英国剑桥大学依曼纽尔学院学习医学,1903 年获博士学位。曾师从当时最著名医学家、热带病学家罗斯(Ronald Ross)、细菌学家弗兰克尔(Carl Fraenkel)和免疫学家梅契尼柯夫(Elie Metchnikoff)等研究医学。毕业后回到马来西亚开业行医,并发起社会卫生改革运动。1908 年,应袁世凯邀请回国出任天津帝国陆军医学堂帮办。

　　1910 年冬,东北鼠疫爆发。12 月 10 日,伍连德奉命率领陆军医学堂的高年级学生抵达哈尔滨开展防疫工作。由于当地主要官员自夸颇懂医术,不相信细菌、传染等西医理论,因此没有采取任何隔离、消毒等防疫措施,导致疫情蔓延。伍连德在哈尔滨通过尸体解剖证实了这场瘟疫为鼠疫。由于尚无有效的治疗药物,制止流行的唯一方法是严格地将病人与健康人隔离开来。在伍连德的努力下,动员了传教士医生和辅助人员,将学校、剧院和浴室改建为隔离站,庙宇和旅店改建为隔离病院和鼠疫医院。同时,强调严格限制人群流动,对感染家庭消毒隔离。当时正值岁末,许多人准备回家过年。伍连德请来军队,检查流动的人群,特别是加强了铁路检疫,对可疑病人采取隔离观察,将确诊的鼠疫患者送入医院。在伍连德的领导下,防疫人员仅花了一个月的时间使疫势开始减缓。至 1911 年 3 月 1 日,哈尔滨通过采取一系列严格的隔离、检疫措施,使鼠疫得到了有效控制。接着,伍连德等移师双城、长春、沈阳,采取相同的防疫方法。至 4 月底,东北鼠疫得到全面控制。

　　1911 年 4 月,伍连德在沈阳主持召开了我国历史上第一次国际医学会议——国际鼠疫大会,来自美国、奥匈、法国、德国、英国、意大利、日本、墨西哥、荷兰、俄国以及中国 11 个国家的医学家出席会议,其中一些是国际著名的医学家,如美国细菌学家、痢疾杆菌发现者斯特朗(R. Strong)、日本细菌学家、鼠疫杆菌发现者北里柴三郎以及俄国细菌学家佐勃洛特尼(Zabolotney)等。这次会议是中国医学史上举行的第一次国际医学会议,对推动公共卫生和预防医学在我国的发展具有重要的历史意义。梁启超曾赞誉道:“科学输入垂五十年,国中能以学者资格与世界相见者,伍星联(即伍连德)博士一人而已。”这次会议的最重要结果就是提出设立北满防疫处的决议。北满防疫处在哈尔滨建立了一家隔离医院和一个卫生中心,医院装备有现代化的细菌实验室。没有流行病发生时,医院可作为普通医院。同时,北满防疫处还在满洲里、同江、黑河和牛庄(营口)等地也相继建立了隔离病院。防疫机构的建立对东北地区流行病控制发挥了重要作用。北满防疫处的成立是中国卫生体制近代化过程中一个重要的标志性事件。

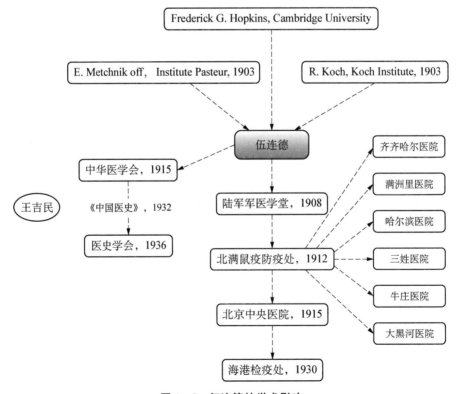

图 0 - 5　伍连德的学术影响

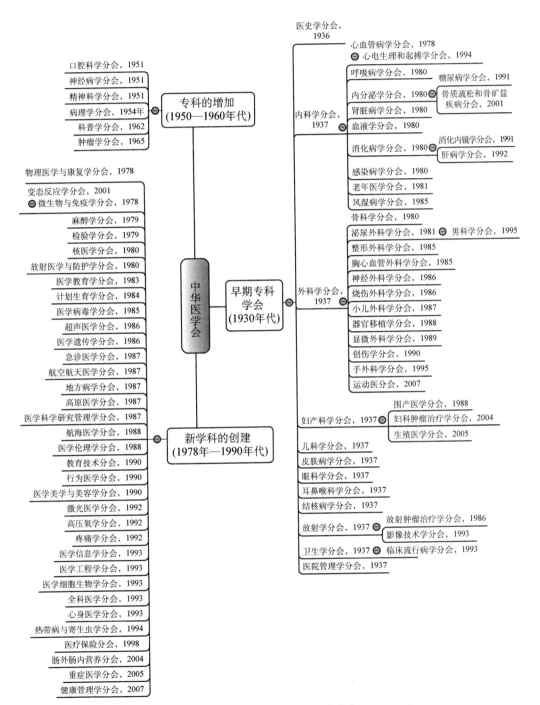

图 0-6　中华医学会及分支学会

尽管伍连德建立了北满防疫处及其下属防疫机构，开始疫病防治与研究工作，但遗憾的是，伍氏建立的这些防疫机构主要是开展日常的防疫和疾病治疗工作，重点不在学术研究；伍氏本人也没有以学术研究及培养学术研究人员为重点，故并未形成学术谱系。

直至20世纪20年代前后，我国近代医学并没有形成显著的学术谱系，但正是在西医传入的大背景之下，我国本土的近代医学逐步发展起来。此时期，我国赴海外留学者陆续归来，并开始在大学中担任教职和开展科学研究活动，这些留学生在我国现代医学研究传统建立过程中起到了至关重要的作用。他们带回了西方先进的医学理论与实验技术，在中国本土开展实验研究，改变了国内医学院校单纯讲授书本不做实验的落后状况，为现代医学各学科的建立奠定了基础。

经过近百年的发展，我国的现代医学在学科上开枝散叶，医学专家也是人才辈出。目前，在中国科协下与医学相关的全国性学术团体（一级学会）有25个。这其中，中华医学会作为我国最有影响力的医学学术团体，现有83个专科分会，会员50万，其专科分会基本上涵盖了现代临床医学的主要领域。截至2010年，仅中华医学会及专科分会历届主任、副主任委员的人数已达1 426人。依次考察其学术谱系将是非常巨大的工作量。况且，并不是所有学科中都有可循的学术谱系，也并非全部学术谱系都具有影响力和代表性。

因此，本书从中选择了能反映中国当代医学特色的几个学科，如20世纪初期的生理学、临床医学中的泌尿外科及口腔医学等，考察其学术谱系形成与演化特点。尽管学科选择上具有一定的局限性，难以全面、充分体现中国现代医学家学术谱系的全貌，但所选是具有我国特色，且在国际上具有影响力的学科，对其学术谱系的研究亦可为回答"钱学森之问"提供参考。

第一章 生理学家林可胜学术谱系研究

第一节 生理学家学术谱系与中国现代生理学的发展

生理学是医学的基础学科之一,对于医学的发展有着决定性的影响。生理学是研究功能的科学,生理学家的使命就是研究具有生命的机体的功能。人类对生命现象的探究有着悠久的历史,对生理功能的认识也经历了一段漫长的过程。古人对于人体的生理现象已经有了很多观察和经验的总结。我国医学的经典著作《黄帝内经》就记载了很多关于人体生理功能的描述,如"心之和、脉也,其荣、色也,其主肾也。肺之合、皮也,其荣、毛也,其主心也。肝之合、筋也,其荣、爪也,其主肺也。脾之合、肉也,其荣、唇也,其主肝也。肾之合、骨也,其荣、发也,其主脾也"(《素问·五藏生成》)。早期的西方医学家,如古希腊的学者亚理士多德和古罗马的名医盖伦(C. Galen),都曾对人体的生理功能有过推断和描述。

以实验为基础的现代生理学创始于 17 世纪,以 1628 年英国医生威廉·哈维(William Harvey,1578—1657)发表《心血运动论》(*De Motu Cordis*)为标志。19 世纪之后,西方生理学的发展到进入了一个全盛时期。法国生理学家伯尔纳(C. Bernard,1813—1878)阐述了机体内环境恒定的概念。1939 年,美国生理学家坎农(W. B. Cannon,1871—1945)在此研究的基础上创造了一个新的名词"稳态"(Homeostasis),来说明机体的生理功能主要在于通过自我调节机制维持一个适合机体细胞生存和活动的相对稳定的内环境。"内环境稳定"成了生物学最有影响的概念之一[①]。

---

① 陈孟勤.生理学家的伟大使命[M]//王志均,陈孟勤.中国生理学史.北京:北京医科大学　中国协和医科大学联合出版社,1993.

我国的现代生理学并不是从古代的基础上发展起来的,而是在西方传入的生理学的基础上发展起来的。在明末,西方的传教士就已经将一些当时西方的生理学知识介绍给了国人,只是当时传入的大多为西方中世纪时的生理学知识,而非现代生理学。1840年鸦片战争以后,西方的现代生理学随着医学院校的开办才逐渐传播开来。1851年,我国第一本生理学译著《全体新论》出版,但是,依赖于实验手段和实验设备,以及物理、化学为基础的实验生理学,尚未引入中国,时至清末应该说西方实验生理学还没有在中国完全建立起来。直到1926年,林可胜等人发起成立了中国生理学会,并于次年创办了具有国际先进水平的生理学杂志,这标志着我国的生理学正式建立了起来。

一、早期生理知识的传入

一般将西学东渐分为两个时期,即第一个时期发生于明末清初,第二个时期则起始于1840年鸦片战争前后。因此,西方生理学知识传入中国(第一次西学东渐)可以追溯到明朝末期。当时正值欧洲文艺复兴时期,一些耶稣会士受罗马教廷的派遣,从16世纪中叶来我国传教[1]。最早介绍西方生理学知识的是利玛窦(Matteo Ricci,1552—1610)在1959年著成的《西国记法》,该书介绍了一些记忆的生理、心理基础和记忆方法,并论及了一些神经生理方面的内容[2]。熊三拔(Sabbatinode Ursis,1575—1620)的专著《泰西水法》介绍了一些消化及排泄的生理知识[3]。德国的汤若望(Johann Adam Schall von Bell,1502—1666)所著的《主制群征》算是当时比较详尽地介绍关于人体解剖生理学方面的书籍。该书最早刊于1629年,是一部宣传"万能的造物主"的传教书,主要内容是介绍盖伦关于人体"心、脑、肝"三个主要器官和相关的功能以及"生命灵气、动物灵气、自然灵气"三灵气(virtue)说[4]。意大利的高一志(A. Vagnoni,1566—1640)、艾儒略(J. Aleni,1582—1649)、卫匡国(P. Martini,1614—1661)等传教士,均介绍了一些西医的生理、病理、解剖的知识。最早在中国行医的是瑞士传教士邓玉函(J. Terrenz,1576—1630),他还翻译校阅了《泰西人身说概》、《人身图说》两

① 赵璞珊. 西洋医学在中国的传播[J]. 历史研究,1980(3):37-48.
② 许明龙. 中西文化交流先驱:从利玛窦到朗世宁[M]. 北京:东方出版社,1993.
③ 曹育. 从西方生理学知识的传入到中国近代生理学的建立(上)[M]//王志均,陈孟勤. 中国生理学史. 北京:北京医科大学 中国协和医科大学联合出版社,1993.
④ 徐宗泽. 明清间耶稣会士译著提要[M]. 北京:中华书局,1989.

部西医解剖生理学著作①。

　　总之,明末清初这一个时期传入的西方医学对中国社会的影响不大,而且只限于上流社会。而生理学其内容也并没有脱离解剖学,主要原因是,18 世纪以前的西方生理学并不属于现代实验生理学的范畴,那时西方生理学的研究一直是与解剖学合而为一的,人们对于人体生理功能的解释主要来源于尸体的解剖和主观的推测。近代人体解剖学的创始人维萨里(A. Vesalius)在 1543 年的《人体构造》一书中,总结了当时解剖学的成就,他建立的解剖学为血液循环的发现开辟了道路。但科学的发展在那时是缓慢的,当时的医学知识仍然延续着盖伦体系。因此,这个时候担任知识传播主体的来华传教士们,所受的医学教育必然也都是沿袭中世纪以来的经院医学的传统,遵循希波克拉底(Hippocrates)、盖伦(Claudius Galen)的古典医学,生理上遵循希波克拉底的"四体液病理学说"理论,对于身体的各个系统,主要是沿袭盖伦的学说。18 世纪中叶,生理学家冯·哈勒(Albrecht von Haller,1708—1777)等人对生理学作出了大量的贡献,他们通过实验研究认识到呼吸机制和心脏的自主功能,发现胆汁在消化系统中的作用,对胚胎发育作了独特性的描述,对脑及血管系统进行解剖并研究。这些研究使得"生理学"(physiology)被赋予了确切的意义,从此"生理学"发展成一门学科。但是,生理学,尤其是实验生理学的发展依赖于化学和物理学以及实验技术、研究手段的发展,而这些学科在当时与医学的关联还相当有限,因此西方生理学飞速发展的全盛时期推迟到了 19 世纪②。

二、现代西方生理学的引进

　　19 世纪初期,特别是鸦片战争以后,中国封闭的大门被进一步打开,随着大量的传教士涌入,西方科学被再一次传入中国。与上一个时期相比,此时的西方医学已经有了革命性的进步。由于 18 世纪的工业革命和自然科学各学科的发展,机械唯物主义的自然观与生命观,对医学产生了深刻的影响。西医开始抛弃四体液学说并以新的理论重新建构自己的体系。19 世纪,物理学、化学及生物学等基础学科迅速发展,科学实验和研究手段日益精致,在生理学和生物化学领域取得了一系列成果,奠定了这两门学科在基础医学中的重要地位。在神经生

① 马伯英,高晞,洪中立. 中外医学文化交流史:中外医学跨文化传通[M]. 上海:文汇出版社,1993.
② [美]洛伊斯·玛格纳著;李难等译. 生命科学史[M]. 武汉:华中工学院出版社,1985.

理学领域,德国学者穆勒(J. Muller,1801—1858)为阐明神经肌肉系统的反射活动作出了重要贡献。另一个近代神经生理学先驱是英国人柏尔(S. Bell,1744—1842),他提出了许多神经生理学的基本概念。在穆勒之后对生理学起到重要推动作用的还有法国生理学家伯尔纳(C. Bernard,1813—1878),他对糖原的一系列的研究开辟了消化生理学的新纪元,撰写的《实验医学研究导论》一书,乃是生理学史上里程碑的著作。

第一次鸦片战争以后,西方医学仍然被当做是宗教的桥梁,以便进入中国。美国第一位来华传教士医生伯驾(P. Parker,1804—1888),于1835年在广州开设了"眼科医局"。1842年,在医局的旧址上重建"眼科医院",后改名为"博济医院",成为在华历史最久的西医院。1855年4月,伯驾委任美国传教士嘉约翰(Kerr,J. G. 1842—1901)主管医院工作,嘉约翰于1866年成立中国第一所正式的西医学校——博济医学校。该校作为博济医局附设的医校,聘请了我国最早留学英国的习医者黄宽(1829—1878)教授解剖学、生理学和外科学等课程①。在西方医学传入我国的过程中,教会医学院校无疑扮演了重要角色,因为其教学质量较好、教学设备较齐全,因此教会医学院为中国培养了不少西医人才。早期我国的生理学教育主要是以教会医学院校为主,主要的师资力量都是外国人,由于生理学是医学的基础学科,因此早期所有接受西医培训的学生都接受了生理学的教育②。随着洋务运动的影响,国人也开始兴办医学教育。1862年创办的京师同文馆,是我国最早教授医学和生理学的学堂,开设了生理、解剖和临床的医学讲座,其首任教习为英国人德贞(John H. Dudgeon,1837—1901)。1881年,李鸿章在天津开办医学馆,1893年改名为"北洋医学堂",是中国政府最早自办的西医学堂,该校最早由伦敦会医院院长马根济(John K. Mackenzie)执教。在当时所有的西医学校中,均有解剖生理学课程。第一本正式出版的解剖生理学专著为英国传教士医生合信(Benjamin Hobson,1816—1873)编译的《全体新论》,于1851年出版。之后,传教士医生们陆续出版了一些介绍西方生理学知识的译著。比较有代表性的有英国人艾约瑟(J. Edkins,1823—1905)的《身体启蒙》、傅恒理的《省身指掌》。德贞(John H. Dudgeon)在1857年出版的《西医举隅》和之后出版的《续西医举隅》,内容涉及心、肺的解剖生理功能和有关消化系

---

① 王吉民. 我国最早留学西洋习医者黄宽传略[J]. 中华医史杂志,1954(2):98-99.
② 袁媛. 我国早期的近代生理学教育[C]. 上海市科技史学会 2006 年学术年会论文,2006,27-28.

统生理。德贞还编译过一部生理学的专著《全体功用》①。当时对医学教育影响较大的生理学教科书是高似兰(P. B. Gausland，1860—1930)与肖惠荣合译的《体功学》，1904 年出版，多次再版，1919 年再版时改为《哈氏生理学》(Halliburtton's Handbook of Physiology)。甲午战争以后,我国的有识之士发起了维新运动,选派了很多出国留学生,其中不少留学日本。例如,鲁迅从日本仙台医学专科学校留学归国后,于 1909—1910 年在杭州和浙江两级师范学堂讲授过生理学,其间他撰写过《人身象数》的生理学讲义,该讲义后面还附有"生理实验术要略"②。20 世纪以后,我国逐渐形成了具有一定规模的教会医学校。仅在 1900—1915 年,已建立的早期的教会医学院校就有 23 所,护士学校 36 个,其中影响较大的有 1902 年在广州成立的夏葛③女子医学校、北京协和医学校(1906)、成都华西协和大学医学院(1910)、长沙湘雅医学院(1914)、上海震旦大学医学院(1903)和山东齐鲁大学医学院(1911)等④。

我国早期的这些生理学著作中都没有专门的生理学实验介绍,而且所介绍的生理学实验数量十分有限。总之,在西学东渐的第二次浪潮中,通过传教士和最早一批归国留学生的努力,西方解剖生理学在清末已经对中国医学教育产生了一定的影响。但是,由于当时中国政治、经济、科技水平的落后,依赖于实验手段和实验设备,以及物理、化学为基础的实验生理学,并没有引入中国并加以实践。这一时期,传教士和第一批归国留学生的工作仅限于编译生理学教材和书籍以及参加教学,在中国本土还没有进行过实验生理学方面的研究。因此,时至清末应该说实验生理学还没有在中国建立起来。

三、中国近代生理学的建立

辛亥革命以后,国内的医学教育有了进一步的发展。民国初年,教育部在清末学制的基础上制定了新的学制系统,并颁布了大学教育的有关法令。除了教会办的大学及专门学校继续增多外,国人自办的高等院校也陆续增加,其中有些是医学校。1912 年 4 月,韩清泉、厉家福、汤尔和等人成立浙江医学专门学校;

① 高唏. 谈德贞的《西医举隅》和西医汇抄[J]. 上海医科大学学报(人文社会科学版),1991(2)：72 - 76.
② 王志均,王雨若. 欣读鲁迅先生早年编写的生理学讲义[J].生理科学进展,1982,13(3)：273 - 274.
③ 1902 年 12 月,美国印第安纳州的夏葛(Hackett E. A. K)为设立在广州 Thoedore Cuyler 教堂的一所名叫 Kwong Tung 的女子医学校捐赠了一笔钱。学校为了纪念她改名为夏葛女子医学院。
④ 张大庆. 医学史[M]. 北京：北京大学医学出版社,2003.

1912 年汤尔和奉命来京组建国立北京医学专门学校并出任校长,生理学家周颂声也参与了创建工作,并出任教务长①。随着我国留学生的归国和医学校的发展,现代医学队伍日渐扩大。为了推动医学发展,颜福庆、汪连德等人于 1915 年发起成立中华医学会。学会下设生理、病理、解剖、微生物、内科、外科、妇产科、眼科、精神病、皮肤性病、医史等专业委员会,同年创办了《中华医学杂志》(该杂志一直出版至今),在当时是我国医学界影响最大的医学期刊。医学教育的发展使得对生理学教师的需求量徒然增加,各校纷纷从国外聘请专家来华讲学,同时一些热心教育的普通医生也来担任生理学的教学任务。由于各校实际情况各不相同,生理学教学质量也各不相同,既没有统一的教材,也没有一致的语言(指教学用语种,当时使用的有英、德、日、法、中文,随校而异)②。当时国内生理学只讲课不做实验,如北平大学周颂声教授由德国留学回国后写了一本生理学,只讲课而不设实验③。1926 年,中国生理学会宣告成立,次年《中国生理学杂志》首次创刊,这两个事件标志着现代实验生理学终于在中国本土落地生根。从此,我国的生理科学从萌芽时期飞速进入到现代水平。

　　北京协和医学院的前身是 1906 年由 6 个英美教会合办的"协和医学堂"。1915 年 6 月,洛克菲勒基金会下属的中华医学基金会以 20 万美元从伦敦会购得协和医学堂的全部产业,又以 12.5 万美元购得东单三条胡同原豫王府的宅院,即开始扩建新校,至 1921 年完工。该校配备了先进的实验设施,高薪聘请高水平的国内外学者。新的协和主要由洛氏基金会驻华医社(又称中华医学基金会)掌管。关于协和医学院的教育方针,1920 年 4 月,洛氏基金曾举行一次重要会议进行深入讨论。这次会议的决议如下:协和医学院的办学宗旨为:①提供可与欧美最优的医学校相媲美的高水平的医学教育包括:本科学的医学课程;研究人员、教师和临床专家的毕业后培训;临床医师的短期进修教育。②提供科学研究的机会,特别是有关远东的特殊问题的研究。③现代医学和公共卫生知识的传播。

　　1920 年 4 月 14 日协和医学院董事会正式通过。在中国办一个第一流的医学院以培养第一流的医学人才,这成为协和医学院一贯的方针④。因此,无论是

① 牛亚华.清末留日医学生及其对中国近代医学事业的贡献[J].中国科技史料,2003,24(3):228-234.
② 曹育.从西方生理学知识的传入到中国近代生理学的建立(上)[M]//王志均,陈孟勤.中国生理学史.北京:北京医科大学、中国协和医科大学联合出版社,1993.
③ 张锡均.回忆中国生理学先驱林可胜教授[M]//中国生理学会编辑小组.中国近代生理学六十年.长沙:湖南教育出版社,1986.
④ 中国协和医科大学.中国协和医科大学校史(1917—1987)[M].北京:北京科学技术出版社,1987.

在教学管理、师资设备还是科研力量上,重建后的北京协和医学院都具备当时亚洲一流水平。这种得天独厚的条件为中国现代实验生理学的建立和发展提供了必要的客观条件。其丰厚的待遇和一流的科研环境,为归国学者提供了科研平台,不少中国早期的优秀学者就职于该校,如吴宪、林可胜、张锡均、陈克恢、沈隽淇、林树模等老一辈生理学家。特别是林可胜在协和的开创性工作,使得协和医学院生理学系成为中国生理学发展的重要基地。北京协和医学院生理系第一位教授是来自加拿大麦吉尔大学的生物化学教授麦卡勒姆(A. B. MacCallum)。麦卡勒姆作为访问教授在协和医学院待了数月时间。根据规定,访问教授的任务是鼓励科学研究、提供咨询以及提供一些实践指导。不过在学院创建之初,访问教授所发挥的作用非常有限。接着生理学系由一位英国人克鲁克沙克(Cruickshank)负责,他对于开展科研、实验教学和培养中国教师方面并不热心。1925 年,年仅 28 岁的林可胜受聘于北京协和医学院生理学系,成为学校建校以来首位华人系主任(见图 1-1)。从此,生理学科面貌焕然一新。

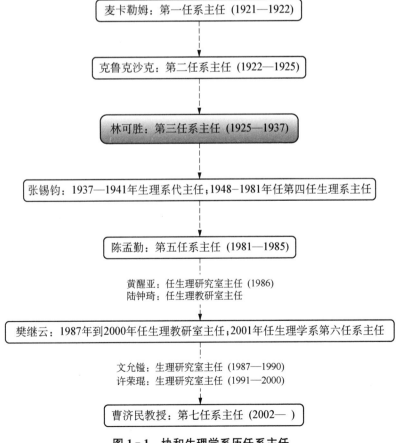

图 1-1 协和生理学系历任系主任

四、现代生理学家学术谱系的形成

生理学科学共同体的形成,不但促进了现代生理学在中国的建制化,也进一步促进了现代生理学在中国的繁荣。生理学家的师承关系是揭示科学共同体特征的重要标识。因此,分析中国现代生理学家的师承谱系,可以勾勒出现代生理学在中国发展的基本脉络,从而能在某种程度上预测中国现代生理学的发展趋势,对科学政策和人才培养具有一定的参考价值。生理学在我国是一个历史比较悠久、发展比较成熟的学科,中国生理学会自 1926 年成立发展至今已经有 80 多年的历史,中国生理学的各分支学科也有了很大的发展。中国生理学学会会员人数从第一届的 28 人,增加到数千人(1956 年举行第 13 届会员代表大会时,会员有 1 269 人),同时生物化学、药理、病理生理、生物物理和营养等专门学会从原来的中国生理学会分离,成立了各自的专门学会,而且衍生出四代生理学家,现在正是第四代生理学家(也称优秀生理学中青年工作者)的科研舞台。因此,分析中国前三代生理家的师承关系,就可以从一个侧面了解现代生理学传入中国的基本特征、现代生理学在中国的建立和发展的轨迹。

师承关系是一个模糊而复杂概念,但也具有某种意义上的可确定性。如一位科学家在正式传记中郑重提及曾师从某位前辈学者,则可认定为一般意义上的师承关系。而本书中所说的师承关系,主要指生理学家之间的师生人才链,即大学、研究生阶段的师生关系,学术机构中讲师、教授和助教之间的引导辅助关系,以及特定研究团体中学术传统开创者与继承者之间的师承关系。考虑到资料来源的权威性和分析的准确性,我们以高等教育出版社出版的《中国生理学人物记》(简称《生理学人物记》)中收录的生理学家为主体研究对象,结合北京医科大学和中国协和医科大学联合出版社出版的《中国生理学史》(王志均、陈孟勤主编)所记载的老一辈生理学家传记为主要文献,参照其他资料,分析中国近现代生理学家的师承关系,揭示其中的相关特征和一般规律。

《生理学人物记》分两个部分:中国生理学家的传记和中国生理学优秀中青年工作者的介绍。第一部分收录的是 1950 年以前出生的中国生理学家,一共有92 位,并没有收入吴宪(1893—1959)和陈克恢(1898—1988)。考虑到吴宪是第五~第七届中国生理学会会长,中国生物化学的奠基人,中国生理学会的主要发起人之一;而陈克恢也是中药药理学的开创者之一,他俩对近代生理学在中国的发展有重要作用,而且在中国早期生理学、药理学和生物化学并没有分离,因此本书收录了吴宪和陈克恢两位近代生物化学和药理学开创者,即一共对 94 位生理学家按出生时间分段统计(见表 1-1)。

表 1-1　中国现代生理学家出生时间分布一览

	中国现代生理学奠基人			第一代生理学家	第二代生理学家		第三代生理学家	
出生年代	1871—1880	1881—1890	1891—1900	1901—1910	1911—1920	1921—1930	1931—1940	1941—1950
生理学家人数	1	1	12	21	17	18	19	3

如果按照科学家一般的创造高峰从 30 岁开始计算,那么从表 1-1 可以看出,中国现代生理学家随着时间的推移,到 20 世纪二三十年代,开始逐渐形成精英群体。这同时表明,现代生理学在 20 世纪初才开始在中国发展起来。进一步分析表明,《生理学人物记》收录的中国早期生理学家大都经历了西方的现代生理学学历教育。我们将按生理学家年龄段的划分,分段研究生理学家的谱系构成和特征。

统计出生年代到 1900 年为止的生理学家,一共有 14 位,他们是早期中国现代生理学家,可以说是中国现代生理学的奠基人。这 14 人全部在世界一流大学接受现代教育,除了朱恒璧在美国哈佛大学和西留大学进修、陶烈获得日本帝国大学硕士学位之外,其余 12 位都获得了博士学位,而且林可胜、陈克恢、林树模、周颂声、张锡均 5 人拥有双博士学位。由此可见,现代生理学在中国的发展具有高起点的基本特征(见表 1-2)。

表 1-2　中国早期获得博士学位的现代生理学家
(MD 表示医学博士;Sc. D 科学博士;PH. D 哲学博士)

序　号	姓　名	学　校	年份和学位
1	吴宪(生化)	哈佛大学医学院	1919 年 MD
2	林可胜	爱丁堡大学芝加哥大学	1920 年 PH. D 1924 年 Sc. D
3	朱恒璧	哈佛大学 美国西留大学	1923—1925 年进修 1918—1919 年进修
4	启真道	加拿大多伦多大学生理系	1928 年 PH. D

（续表）

序　号	姓　名	学　校	年份和学位
5	陈克恢（药理）	威斯康星大学 约翰·霍普金斯大学	1923 年 PH. D 1927 年 MD
6	周颂声	柏林洪堡大学 东京帝国大学	1922 年 MD 1926 年 MD
7	蔡翘	芝加哥大学	1925 年 PH. D
8	汪敬熙（心理）	约翰·霍普金斯大学	1923 年 PhD
9	林树模	圣约翰大学医学院 康奈尔大学医学院	1922 年 MD 1925 年 Sc. D
10	张锡均	芝加哥大学芝加哥大学罗舒 医学院	1926 年 PhD 1926 年 MD
11	沈寯淇	美国西留大学医学院	1922 年 MD
12	侯宗濂	日本京都大学	1926 年 MD
13	柳安昌	北京协和医学院 纽约州立大学	1928 年 MD
14	陶烈	日本东京帝国大学	1925 年硕士 1925—1930

第二节　林可胜的学术渊源、学术网络与特点

一、林可胜的学术渊源

　　林可胜（Robert KhoSeng Lim，1897—1969）祖籍福建海澄（今属福建龙海市），1897 年 10 月 15 日生于新加坡。林可胜的父亲林文庆原籍福建厦门，是新加坡华侨，曾是孙中山的医生、厦门大学的创校校长。林可胜童年时赴英国求学，1916 年进入英国爱丁堡大学医学院，先后获得该校植物学、动物学、解剖学、生理学（组织学）、药学和病理学等多系授予的奖章，1919 年获得爱丁堡大学医学院医学内科和医学外科双学士学位①。1917—1918 年，林可胜受聘为爱丁堡

---

① 曹育. 中国现代生理学奠基人林可胜博士[J]. 中国科技史料，1998，19(1)：27.

大学生理学讲师,担任爱丁堡大学生理系主任爱德华·阿尔伯特·沙佩-谢弗
(Edward Albert Sharpey-Schafe, 1850—1935)的助手。

　　沙佩-谢弗是英国著名生理学家、内分泌学家,内分泌学的奠基人[①]。他是
英国生理协会的奠基人之一,一生获得过诸多荣誉,1912 年任英国医学会
(British Medical Association)主席,1913 年被封为爵士。谢弗于 1868 年进入伦
敦大学,师从苏格兰著名解剖学家和生理学家威廉·沙佩(William Sharpey)[②]。
年仅 28 岁的谢弗就当选为英国皇家学会会员(1878 年),1899 年被任命为爱丁
堡大学生理系主任[③]。1918 年为了纪念他的老师,他将沙佩的名字加在他自己
名字的前面,改名为沙佩-谢弗。早在 1894 年,他与乔治·奥利弗(George
Oliver)合作从肾上腺提取出一种物质,注射到动物内有明显升高血压的作用,
后来被证明为“肾上腺素”[④]。他们指出:“肾上腺囊无管道,但仍可视为不折不
扣的分泌腺。”他由此提出了“内分泌”(endocrine)的概念,从而证明了肾上腺素
的存在。1910 年,谢弗发现并命名了胰岛素(insulin),证明胰岛素来源于胰腺
细胞,胰岛素的缺失是糖尿病的病因[⑤]。沙佩-谢弗甚至创制了以自己名字命名
的人工呼吸方法(Schafer 法),这是最早期的人工心肺复苏方法之一,曾被皇家
急救协会采纳。他的著作《组织学精要》(*Essentials of Histology*)成为该领域
重要的医学教科书。

　　林可胜师从这位大师门下,从事与消化生理有关的研究,并就胃粘膜、胃液
分泌及胃激素等问题发表数篇论文,深得沙佩-谢弗的赏识。1919 年,林可胜刚
毕业,便被破格聘为生理系组织学讲师。1921 年,他获得了生理学博士学位
(Ph. D),同时被授予“好先生奖学金”(Good Sir Fellowship)。1922 年,沙佩-谢
弗聘林可胜当自己的高级助手(即高级讲师,相当于美国的襄教授,即 associate
professor,按英国大学的传统,每个系只设一位教授席,教授不退休,则高级讲师
就是最高的职位)。1923 年,林可胜当选为英国爱丁堡皇家学会会员,但是为了
进一步增加自己的科学研究经验,为回国作准备,林可胜决定赴欧美等其他大学

① McMichael, J. Edward Peter Sharpey-Schafer [J]. British Heart Journal, 1964, 26: 430 - 432.

② E. p. Sharpey-Schafer. British Medical Journal, 1963, 2(5365): 1135 - 1136.

③ Sir Edward Sharpey Schafer, F. r. s [J]. British Medical Journal, 1922, 2(3234): 1237.

④ Hill, L. Sir Edward Albert Sharpey-Schafer, 1850 - 1935 [J]. Obituary Notices of Fellows of the
   Royal Society, 1935, 1(4): 400.

⑤ http://www.britannica.com/EBchecked/topic/538938/Sir-Edward-Albert-Sharpey-Schafer. 胰岛素于
   1921 年由加拿大生理学家 F. 班廷等人发现、证实。

做访问研究。在当时,关于胃液分泌是一个前沿领域,尚有很多问题有待解决,例如:英国人艾德金斯(J. S. Edkins)于 1905 年提出"胃泌素"(gastrin)理论,但后来人们发现,胃粘膜提取物中都有组胺,而组胺又是一个强烈刺激胃液分泌的物质。因此,该理论引起了人们的怀疑,所谓"胃泌素"是否就是组胺,有无新的胃肠激素可探索。林可胜紧跟前沿领域,考虑到芝加哥大学卡尔森实验室是全美唯一开展胃肠生理学前沿领域研究的实验室,该实验室许多工作由艾维(A. C. Ivy)领导的小组进行①。为此,1923 年,林可胜以美国罗氏基金会(Rockefeller Foundation)研究员(fellowship)头衔,赴美国芝加哥大学生理系,师从卡尔森(Anton Julius Carlson,1875—1956)与艾维合作进行胃液分泌的研究②。

卡尔森系芝加哥大学教授,著名消化生理学家,美国生理协会主席,美国科学院院士,瑞典皇家科学院外籍院士③,对胃的消化机制、心肌运动,以及马蹄蟹有深入研究。1916—1940 年,卡尔森一直任生理学系主任;1923—1925 年任美国生理学会第十届主席;1929 年被选为瑞典皇家科学学会外籍会员;1944 年任美国科学发展协会主席④。

林可胜在芝加哥与艾维合作,对胃液分泌的调节机制进行研究。他们利用全胃瘘⑤狗观察肠期的胃液分泌,以及神经与体液调节的关系等;还观察到脂肪食物可抑制胃的基础分泌以及由刺激引起的胃液分泌⑥。一年的卡尔森实验室进修,使林可胜掌握了胃液分泌实验研究的技术设计和思路,为他日后回国独立创建实验室打下了坚实的基础。1924 年,林可胜获得了第二个博士学位——科学博士。

二、林可胜与其他我国早期生理学家的学术网络

1925 年秋,林可胜回国担任北京协和医学院生理系教授,成为协和医学院

---

① 曹育. 中国现代生理学奠基人林可胜博士[J]. 中国科技史料,1998,19(1):29.

② 王志均. 既开风气又为师:林可胜先生传[M]//王志均,陈孟勤. 中国生理学史. 北京:北京医科大学 中国协和医科大学联合出版社,1993.

③ Dragstedt, Lester R. Anton Julius Carlson, January 29,1875 - September 2,1956, in: Biographical Memoirs, National Academy of Sciences, 1961.

④ http://www.lib.uchicago.edu/e/spcl/centcat/fac/facch20_01.html.

⑤ 全胃瘘:把胃游离出来做成胃瘘与体外相通,再将食道下端与十二指肠连接起来,以恢复消化道通路.

⑥ 王志均. 既开风气又为师:林可胜先生传[M]//王志均,陈孟勤. 中国生理学史. 北京:北京医科大学 中国协和医科大学联合出版社,1993.

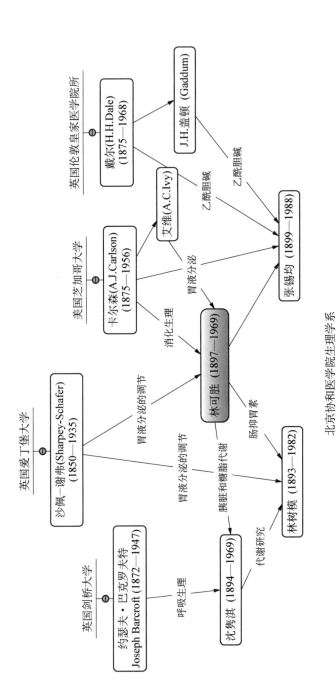

图 1 - 2 林可胜与张锡均、林树模、沈隽淇网络关系

第一个华人教授,仅 30 岁。林可胜在协和任教一直到抗日战争爆发,"七七事变"之后他离开了协和投入抗日救护工作。在协和医学院的 12 年是他事业的高峰期。林可胜的研究工作包括消化生理、循环生理和痛觉生理三个方面,而以消化生理研究最为突出。林可胜于 1930 年发现并命名的"肠抑胃素"(enterogastrone)是中国人发现的第一种激素。这一发现公认为是一项经典性工作。在协和医学院工作期间,他创建了"中国生理学会",兼任《生理学杂志》主编,1928 年担任中华医学会会长。他刻苦钻研、锐意创新,在科研、教学、培养人才等方面都有突出成绩,使我国的生理学研究达到世界水平,使协和成为中国生理学研究的中心,林可胜构建了以其为中心的协和生理学系学术网络。

如图 1-2 所示,在林可胜开创协和生理学系初期,与林可胜一起工作的生理学家有张锡钧(1927—1942,副教授)、沈寯淇(1926—1938,副教授)、林树模(1930—1937,助教授)。现具体介绍林可胜与这三位科学家的师承关系及与林可胜的合作。

(一)林可胜与张锡均

张锡钧协助林可胜编写了中国第一部生理学实验讲义,建立了设备完善的生理实验室,开展系统生理学实验课程,同时协助林可胜培养研究生和进修生,在林可胜的指导下从事胃液分泌的机制探讨。其实,早在 1924 年张锡均在美国芝加哥大学学医时,就与林可胜相识,与林可胜共同师从芝加哥生理系主任卡尔森,张锡均与林可胜常常相聚,共商发展中国生理学的设想。张锡钧 1899 年生于天津,是清华留美学生;1922 年入芝加哥大学拉什医学院(Rush Medical School)学医,同时攻读博士学位,师从卡尔森研究甲状腺对胃液分泌的作用;1926 年获芝加哥大学拉什医学院医学博士(MD)和生理学博士(PH. D)学位,在他的生理学博士证书上加印有"最大荣誉"(Magna cum Lude)字样,这是一种崇高的奖励。1927 年,张锡钧应林可胜之邀任协和生理学系主任助教,之后相继晋升为讲师、助教授、副教授,成为林可胜在教学科研中的得力助手。后来,1937年抗日战争爆发,林可胜南下抗日,张锡均接替林可胜成为生理系代理主任。1933 年,张锡钧经瑞士转赴英国皇家医学院研究所进修,师从戴尔爵士(Henry Hallett Dale,1875—1968)和戴尔实验室另一位研究员 J. H. 盖顿(Gaddum),创立了灵敏的乙酰胆碱生物学测定法,成为生物学界中测定乙酰胆碱的经典技术,并首先发现动物神经组织中含有大量乙酰胆碱。这个发现受到世界生理学界的重视,获得很高评价。之后,戴尔实验室一系列工作终于证明了乙酰胆碱是神经传递的化学物质。戴尔并以神经的化学传递获得诺贝尔奖[①]。1983 年,英国学者派普(G. Pepeu)撰文纪念脑内乙酰胆碱发现 50 周年,对张锡均等人在乙酰胆碱研究方面的贡献作了高度评价[②]。20 世纪 30 年代在协和医学院生理学系时期,是张锡钧科学研究的全盛时期,此时他思想活跃,成果累累,以他为主所发表的 80 余篇研究论文,约 40 篇是在这个时期完成的,而且都是围绕作为神经传递的化学物质——乙酰胆碱这一主题展开的。

(二)林可胜与沈隽淇

中国生理学的另一位开创者是沈隽淇(1894—1969),他是中国代谢和呼吸生理学研究的先驱;1922 年在美国西储大学(Western Reserve University,现 Case Western Reserve University)医学院获得医学博士学位,回国后先后在协和医学院内科和林可胜领导的生理系工作;1927—1929 年分别在英国剑桥大学生理系主任约瑟夫·巴克罗夫特爵士(Joseph Barcroft,1872—1947)和德国柏林阿尔同那医院内科主任加拉尔(Lichtwitz)教授处进修血液生理及代谢生理。

约瑟夫·巴克罗夫特爵士是英国生理学家,是现代呼吸生理的奠基人之一,他系统地研究了氧运输、高海拔生理学、胎儿呼吸,于 1922 年和 1943 年分别获得科普利奖章和皇家勋章,并于 1935 年封爵。1938 年,他当选为美国科学学院外国名誉会员。沈隽淇于 20 世纪 20 年代中期和林国镐合作,开始氮代谢生理研究;1928 年起参加中国人基础代谢研究;进修回国后的主要研究兴趣是胰脏和糖脂代谢。他同协和医学院另一位助教授林树模合作,用北京填鸭进行了一系列代谢研究,并于 1935 年发明了著名的沈氏气质分析管。1935 年,他同协和生理系同事林可胜、张锡钧、林树模、冯德培等合著《生理学纲要》(*Outline of Physiology*),同李茂之合著《生理学实习指导》(1942 年),以及和孟昭威、刘曾复合著《生理学实习指导》(1949 年)。

---

① "Sir Henry Dale-Biography". Nobelprize. org. http://www. nobelprize. org/nobel_prizes/medicine/laureates/1936/dale. html.

② Pepeu G. Brain acetylcholine:An inventory of our knowledge on the 50th anniversary of its discovery [J]. Trends in Pharmacological Sciences,1983,4:416.

（三）林可胜与林树模

林树模(1893—1982)，既是林可胜在科研上的得力助手又是他生活中的挚友。林树模 1916 年考入湘雅医学院，后转入上海圣约翰大学医学院就读，1922 年毕业，获医学博士学位；后赴美国宾夕法尼亚大学研究院留学，再转入康乃尔大学生理学系，1925 年获理学博士学位。学成后，他到协和医院内科工作，从事血液化学研究；1930 年转生理科，与林可胜一起从事消化生理方面的研究，协助林可胜研究脂肪食物对胃液分泌的影响，试图对"肠抑胃素"(enterogastrone)进行提纯。1931 年，他经林可胜推荐到英国爱丁堡大学生理学系任研究员，师从林可胜的导师沙佩-谢弗爵士，对胃液分泌的调节进行研究。林树模在消化生理、物质代谢、血液化学方面都有突出的贡献。

（四）林可胜与侯祥川、柳安昌、卢致德学术网络

侯祥川、柳安昌、卢致德这三位生理学家均毕业于协和生理学系，获北京协和医学院医学博士学位[①]。他们都曾经留校作为林可胜的助手，协助林可胜开展科学研究工作(见图 1-3)。

侯祥川，1924 年获博士学位，留校协助林可胜从事消化生理方面的研究，发现胃分泌液中的白细胞渗入数与胃蛋白酶活力无直接关系；协助药理系主任陈克恢从事中药药理方面的研究；1927 年赴欧洲、加拿大和美国进修访问，获生理学硕士学位；回国后任北京协和医学院药理学系副教授；之后又在美国宾夕法尼亚大学解剖科、华盛顿大学细胞组织系和海滨生物学研究院任研究员。他是我国著名的生物化学家和营养学家。

卢致德，1928 获医学博士学位，并留校协助林可胜和陈克恢研究生理学和药理学。1949 年春，卢致德迁往台湾，任台北荣民总医院创院院长。

柳安昌，在求学期间就作为林可胜的助教参与科学研究工作；1928 年博士毕业后，留校任生理学助教，参加教学、带进修生及科学研究工作；1935 年由协和医学院选送到美国哈佛大学进修，在坎农(Walter Cannon，1871—1945)教授指导下，独立进行了有关交感神经以及交感素的化学与药理作用，受到很高评价。1949 年初，柳安昌迁去台湾。

---

① 当时按协和与美国纽约州立大学的协定，由美国纽约州立大学授予医学博士学位。

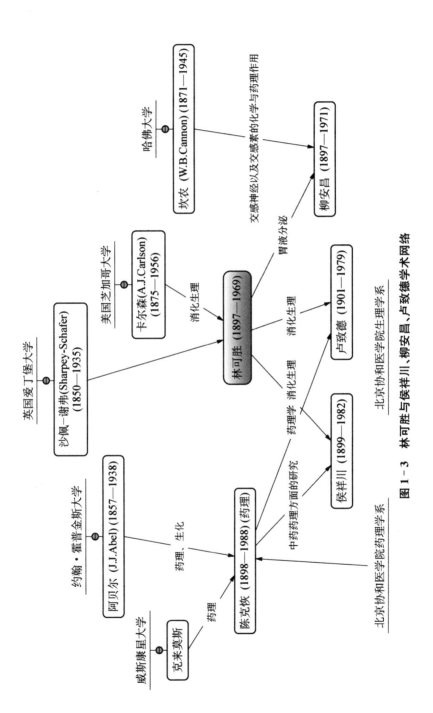

图 1 - 3　林可胜与侯祥川、柳安昌、卢致德学术网络

（五）林可胜与冯德培

林可胜最得意的学生是冯德培。冯德培是经林可胜的推荐到芝加哥大学生理系卡尔森实验室深造的，师从杰拉德；后来在林可胜的推荐下，于1930年转到英国伦敦大学，师从杰拉德的导师诺贝尔得主希尔（Archibald Vivian Hill，1886—1977）（见图1-4）。

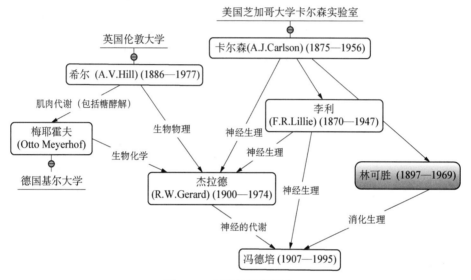

图1-4　冯德培导师图之一

冯德培生于1907年，15岁就读复旦大学生物系，19岁毕业后留校任生理学前辈蔡翘教授的助教，20岁时经蔡翘推荐到当时中国生理学实验条件最好的北京协和医学院进修，跟随林可胜教授，从事消化生理学方面的研究工作。在协和的第二年，冯德培广泛阅读科学文献，几乎涉猎当时生理学所有领域，并胜利地完成了3篇论文，其中关于深入分析脂肪抑制和骨机械刺激胃分泌机制的2篇论文是在消化生理学发展史中留有痕迹的重要论文（FENG TP *et al.*，1929；Lim PKS *et al.*，1930）[①]。1929年年仅22岁的冯德培考取清华留美预备生，赴芝加哥大学生理系师从李利（Ralph Lillie）教授。冯德培到芝加哥大学一年后，转向师从杰拉德（Ralph W. Gerard，1900—1974）。当时李利用铁丝作神经传导的模型，而杰拉德研究神经的代谢。冯德培觉得铁丝模型不理想，与其做神经

---

① 徐科. 我国现代生理学的重要奠基人：纪念冯德培先生百年诞辰[J]. 生理学报，2007，59（6）：730-732.

的模型,不如研究真的神经。

　　杰拉德是美国著名神经生理学家、美国科学院院士、美国艺术与科学院院士[①]。杰拉德于 1921 年获得芝加哥大学生理学博士学位,神经生理学方面,他深受当时生理系系主任卡尔森(A. J. Carlson,任期从 1916—1940 年,美国科学院院士,瑞典皇家科学院外籍院士),和生理系教授李利(1924—1952 在芝加哥大学工作)的影响。后来又转到拉什医学院(Rush Medical College)接受医学培训,1925 年(25 岁)获得医学博士学位。1926—1927 年,杰拉德获得美国科研委员会资助(National Research Council Fellowship),此后两年去伦敦大学跟随希尔,后又去德国基尔大学跟随梅耶霍夫(Otto Meyerhof)一起研究生物物理和生物化学。希尔和梅耶霍夫在 1922 年因研究肌肉代谢(包括糖酵解)而获得诺贝尔生理学奖[②][③]

　　冯德培于 1930 年获硕士学位后,在林可胜安排下,于 1930 年转到当时生理学的中心英国,到伦敦大学师从诺贝尔奖得主希尔[④]。冯德培于 1933 年获得伦敦大学生理学博士学位。在英国的三年里,冯德培发表了 9 篇论文,其中 5 篇是独立写成的。他主要研究神经和肌肉的产热问题。希尔是这个领域的权威,并在这个领域获得诺贝尔奖。冯德培在希尔实验室的工作得到希尔的肯定。希尔称冯发现的肌肉拉长所出现的静息产热代谢变化为“冯氏效应”(Feng effect)。冯德培的这一发现后来被德国和意大利科学家所证实。1936 年,一本杂志请希尔综述该领域工作时,希尔转请冯德培代写。(该文发表于 1936 年,是一篇神经产热研究中有历史意义的综述)。而那时冯德培已经回中国三年,而且也不再研究神经肌肉产热。可见,希尔对他的这位中国学生的赏识。希尔的四个有名学生之一就是冯德培[⑤],另外三个学生分别是英国物理学家、航空学家、皇家科学院院士福勒(Ralph H. Fowler),1970 年诺贝尔生理学和医学奖获得者伯纳德·卡茨(Bernard Katz),因为研究神经末梢传递物质的释放机制而获奖的伦敦大学著名生物物理学家艾博特(Bernard C. Abbott)(见图 1-5)。

　　希尔的导师,是化学受体理论的奠基人约翰·兰利(John Newport Langley),

---

① Seymour S. Ketty. Ralph Waldo Gerard, October 7, 1900 - February 17, 1974, in: Biographical Memoirs V. 53, National Academy of Sciences, 1982, pp. 178.

② Seymour S. Ketty. Ralph Waldo Gerard, October 7, 1900 - February 17, 1974, in: Biographical Memoirs V. 53, National Academy of Sciences, 1982, pp. 178.

③ http://www. nobelprize. org/nobel_prizes/medicine/laureates/1922/hill-bio. html.

④ Katz, B. (1978). "Archibald Vivian Hill. 26 September 1886 - 3 June 1977". Biographical Memoirs of Fellows of the Royal Society, 24: 71 - 149.

⑤ http://en. wikipedia. org/wiki/A. V. Hill.

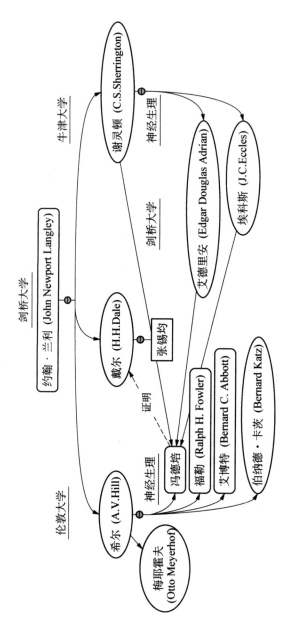

图 1-5 冯德培师承谱系图之二

1922年希尔和梅耶霍夫获得诺贝尔生理学奖，1932年谢灵顿与艾德里安一起获得诺贝尔生理学奖。
1970年希尔的学生伯纳德·卡茨获得诺贝尔生理学奖，1963年谢灵顿的学生埃科斯获得诺贝尔生理学奖。
1936年戴尔因乙酰胆碱的一系列工作获列诺贝尔生理学奖。

他是剑桥大学著名的生理学家[①]。约翰·兰利的另一个著名学生则是谢灵顿(Charles Scott Sherrington，1857—1952)[②]，谢灵顿与艾德里安(Edgar Douglas Adrian，1889—1977)因为在神经细胞功能研究上的贡献在 1932 年一起获得诺贝尔生理学奖[③]。因此，冯德培在英国除了跟随诺贝尔获得者希尔研究外，还到这两位诺贝尔奖获得者的实验室工作了两个月——剑桥大学的艾德里安和牛津大学的谢灵顿。其中有个小插曲：冯德培到牛津本来是要到诺贝尔奖得主谢灵顿的实验室工作，但谢灵顿因丧妻之故而让冯德培和他的学生埃科斯(John Carew Eccles，1903—1997)合作。埃科斯和冯德培年龄相当。这样，冯德培在英国时，和不同年龄层的一流科学家开始了交流和友谊。埃科斯于 1963 年因研究神经细胞之间(神经突触)的信号传导获得诺贝尔生理学奖[④][⑤]。

冯德培毕业后到美国费城的一所医学物理研究所工作了一年，那里聚集了一批研究生物物理的年轻人，包括以后因为研究视网膜电生理而得奖的哈特林(K. Hartline)。冯德培把主要精力花在学做电子仪器上，为回中国后继续开展研究打下仪器方面的基础。冯德培在英美 5 年(1929—1934)很快进入了科学前沿，并有新的发现，与一流学者建立了良好的关系，同时也为日后回国建立自己的实验室做好了理论、实践和设备等方面的准备。

1934 年夏天，冯德培回到北平协和医学院生理系。系主任林可胜给他一间没有窗户的地下室。在他自己这样的第一个实验室里，冯德培不再做师辈们的研究课题，而开始自己探索新的领域和课题。神经肌接头是神经信息传到肌肉的关节点，对其的研究至今仍然是研究神经信号传递的重要范式。在 20 世纪 30 年代，有关领域还处于萌芽状态，冯德培很短时间就发现了神经肌接头电生理的新特性。从 1936—1941 年，他领导的实验室，共发表了 26 篇论文，可以说是丰收。冯德培的工作为药理学奠基人戴尔(H. H. Dale)的乙酰胆碱化学传递学说提供了有力的证据，有些实验直接补充或推广了戴尔的理论。戴尔后来在 1936 年因为揭示神经细胞间的信号传导物质实际上是乙酰胆碱而获得诺贝尔

① Med Andreas-holger Maehele. "Receptive Substances"：John Newport Langley (1852—1925) and his Path to a Receptor Theory of Drug Action. Medical History，2004，48(2)：153 - 174.

② Tansey，EM. (2008). "Working with C. S. Sherrington，1918 - 24". Notes and Records of the Royal Society，62(1)：123 - 130.

③ http：//www. nobelprize. org/nobelprizes/medicine/laureates/1932/sherrington-bio. html.

④ Karczmar，AG. Sir John Eccles，1903 - 1997：Part 2：The Brain as a Machine or as a Site of Free Will. Johns Hopkins University Press，2001，44(2)：250 - 262.

⑤ Curtis，DR；Andersen，P. (2001). "Sir John Carew Eccles，A. C. 27 January 1903 - 2 May 1997：Elected F. R. S. 1941". Biographical Memoirs of Fellows of the Royal Society，47：159 - 187.

生理学奖。同时,戴尔也是张锡均的导师,张锡均在乙酰胆碱上有很多重要的贡献。很微妙的是,戴尔、希尔、谢灵顿都是约翰·兰利的学生,而谢灵顿的学生埃科斯于 1963 年,也是因为研究神经细胞之间(神经突触)的信号传导获得诺贝尔生理学奖。在 1936—1941 年这段时间,冯德培还发现了钙离子对神经肌接头信号传递的重要作用,提出钙影响神经递质释放的见解,接近英国生理学家伯纳德·卡茨(Bernard Katz)的结论。伯纳德·卡茨和冯德培同样师从诺贝尔获奖者希尔。1970 年,伯纳德·卡茨正是因为一系列对神经肌接头递质释放的研究而获得诺贝尔奖。冯德培实验室在协和期间的另一重要发现是观察到强直后增强效应(PTP),这是突触可塑性的第一次发现,是神经系统可塑性的重要发现。到 20 世纪 80 年代后突触可塑性又成为热点。冯德培第一次发现突触可塑性的纪录,为哥伦比亚大学的肯德尔(Eric Kandel)大型系列书籍《生理学手册》所载。冯德培和同事们在科学领域中不断取得成果时,被日本侵华战争所中断。

(六) 林可胜与王志均、汪堃仁、张鸿德

林可胜另外两个得意的学生是王志均和汪堃仁。王志均、汪堃仁是 20 世纪 40 年代以后获得美国伊利诺伊大学医学院一份奖学金而赴美学习的,当时正是日本全面侵华、战火纷飞的年代。王志均和汪堃仁在伊利诺伊大学师从卡尔森的学生艾维。艾维早年在芝加哥大学卡尔森实验室与林可胜一起进行胃液分泌的研究,是著名消化生理学家,以在 1928 年发现胆囊收缩素(cholecystokinin, CCK)而闻名世界[①](见图 1-6)。

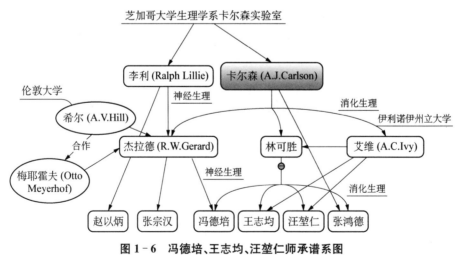

图 1-6 冯德培、王志均、汪堃仁师承谱系图

---

① http://archives.library.illinois.edu/archon/?p=digitallibrary/digitalcontent&id=2894.

王志均是中国消化生理学方面的奠基人之一，他在胃腺、胰腺分泌的调节机制、消化器官活动对物质代谢的影响以及脑-肠肽的细胞保护作用等方面进行了系统而深入的研究，阐明了胃肠激素释放的天然刺激物，设计了一种胃肠四通瘘管，用以研究胃肠消化液分泌的神经体液调节，提出细胞保护可能是胃肠肽或脑肠肽的生理功能之一的设想，培养了众多消化生理研究人才。他对教学和人才培养有自己的见解。王志均在美国的博士论文"Physiological determination of release of secretion and pancreozymin from intestine of dogs with transplanted pancreas"(Am J Physiol 1951；164：527.)是第一次较详细地阐明了胃肠激素释放的自然刺激，它实际上开辟了一个新领域，为以后开展这方面的诸多研究打下基础，成为研究胰液分泌的经典著作，至今仍被国内外大型教科书及生理消化专著所引用。1950 年以后，王志均指导他的研究室有计划地开展了一系列实验工作，观察了进食活动，机械扩张胃、小肠区域和胰管等部位对糖和脂肪代谢的影响，并对其神经体液机制和中枢定位进行分析。这项工作进行了 12 年，完成论文 20 篇，1964 年进行了初步总结。美国学者昂格尔(H. R. Unger)等于 1969 年提出肠-胰岛轴(enteroinsular axis)的新概念，它包括将有关食物进入胃肠道及在其中消化、吸收的信息传递给胰岛各型细胞的全部机制，这与王志均早些时候提出的观点是一致的[①]。王志均于 1980 年当选中国科学院院士。

汪堃仁，1934 年毕业于北京师范大学生物系，1948 年到美国伊利诺伊大学医学院师从艾维。汪堃仁是中国组织化学的开拓者，在消化生理、组织化学、细胞生物学等方面均有深入研究。他发现刺激狗迷走神经中枢端后，脑垂体后叶细胞发生变化，证明脑垂体后叶细胞中颗粒为其分泌产物；发现 ATP 酶在胃粘膜壁细胞内呈特异性阳性反应，以及其与胃泌酸的关系；与合作者发现丙种球蛋白对大鼠注射 ccl4 的中毒现象有预防作用；发现肿瘤临床验方复方中草药与单方猪苓提取物对癌细胞的增殖均有抑制效果，证明细胞内 cAMP 水平升高与细胞质内 cAMP 磷酸二酯酶受到抑制有关；发现正常细胞和肿瘤细胞的细胞周期的间期内及有丝分裂期中，微管分布以及正常细胞与肿瘤细胞内微管分布的差异。20 世纪 80 年代以来，他开展了癌变原理和肿瘤细胞生物学基础理论的研究，1980 年当选为中国科学院院士(学部委员)[②]。

① 张席锦，吕清浩. 著名生理学家王志均教授[J]. 北京医学院学报，1985，3.
② 王永潮，彭奕欣. 细胞生物学家汪堃仁教授[M]//王志均，陈孟勤. 中国生理学史. 北京：北京医科大学中国协和医科大学联合出版社，1993.

（七）林可胜与张香桐

张香桐是我国著名的神经生理学家,他在神经生理和神经解剖领域作出了卓越贡献:首先提出大脑皮层运动区是代表肌肉的论点;根据视觉皮层诱发电位的分析,提出视觉通路中三色传导学说,发现"光强化"现象,被世界生理学界命名为"张氏效应";首次发现树突电位;从事针刺镇痛机制研究,认为针刺镇痛是两种感觉传入中枢神经系统相互作用的结果。他的成就和贡献在国内外都具有很大的影响,1957年选为中国科学院学部委员(见图1-7)。

张香桐,1933年毕业于北京大学心理系,师从心理生理学家汪敬熙,1934年以后,在中央研究院心理研究所当了9年研究员,1943年到美国耶鲁大学留学,师从著名神经生理学家福尔顿(J. Fulton)[1][2]。福尔顿的导师是神经生理学家诺贝尔奖的获得者谢灵顿,他也是冯德培的导师。谢灵顿的另一个学生是埃科斯。张香桐1946年获美国耶鲁大学哲学博士学位之后留校任教,之后又前往约翰·霍普金斯大学医学院在伍尔西(Clinton N. Woolsey,1904—1993)实验室从事博士后工作。伍尔西是美国著名神经生理学家、威斯康辛大学麦迪逊校区神经生理学终身教授、美国科学院院士,是威斯康辛大学麦迪逊校区威斯曼研究中心的发起人之一。威斯曼研究中心主要是研究精神迟钝以及人体发育[3]。伍尔西的杰出贡献在于对大脑进行分区,探索每一区域的功能,以及对触觉、听觉和视觉的感知[4][5]。伍尔西在约翰·霍普金斯大学期间深受巴德(Philip Bard)影响,巴德邀请伍尔西跟他一起做实验。当时的巴德博士刚刚从哈佛医学院被聘请到该学校当老师。他是坎农的博士生,他与坎农一起提出了Cannon-Bard theory(即坎农-巴德理论):情感的表达是由下丘脑所引发的,情感是由于背侧丘脑受到刺激所致。张香桐和伍尔西共同发现了电刺激锥体束引起的逆流电位在大脑皮层上的分布,肯定了锥体束纤维的细胞起源不限于大脑皮层运动区的理论。1941年,张香桐重返耶鲁大学医学院,进入航空医学研究室。在那里,他通过神经生理学领域的一些新发现,逐步建立起了自己的范式体系。

1989年,美国出版的《神经科学百科全书》的附录"公元前300年至公元

① Todman, D. John Farquhar Fulton (1899 - 1960), IBRO History of Neuroscience. History of Neuroscience, 2009, 1: 1 - 6.

② http://www.med.yale.edu/library/historical/about/founders/fulton.html.

③ Richard F. Thompson. Clinton Nathan Woolsey, November 30, 1904 - January 14, 1993, in: Biographical Memoirs V. 53, National Academy of Sciences, 2000, pp. 178.

④ http://www.nap.edu/readingroom.php? book=biomems&page=cwoolsey.html.

⑤ http://www.nytimes.com/1993/01/20/obituaries/clinton-woolsey-dies-neuroscientist-was-88.html.

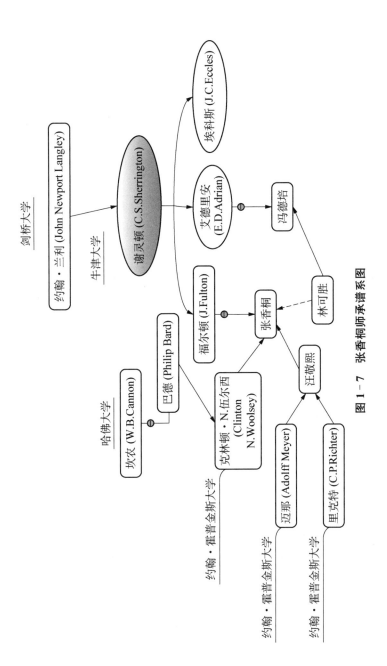

图 1 - 7 张香桐师承谱系图

1950年间对神经科学进展有贡献的人物简介"中收录了张香桐的两项研究成果:一项是张香桐在耶鲁大学攻读博士学位期间发表的"猴运动皮层内肌肉部位代表性"的工作。张香桐与鲁赤赤(T. C. Ruch)和沃德(A. A. Ward)一起发表的这篇论文,深化了我们对运动皮层功能组构的了解,被神经生理学的教科书认为是这一领域的经典工作之一;另一项是对猫后肢肌肉神经中传入纤维组成的研究。这是张香桐在约翰·霍普金斯大学做博士后研究期间和著名神经生理学家劳埃德(D. P. C. Lloyd)一起做的。在这以前,劳埃德用电刺激肌肉神经时已经发现存在阈值不同的三类传入纤维,各自引起不同的反射反应。但是,肌肉神经中是否有三类直径大小不同的纤维,还没有直接的解剖学证据。张香桐和劳埃德测量了肌肉神经中的大量传入纤维后,发现按纤维的直径大小划分,肌肉神经的传入纤维确实可以分为 I、II 和 III 类纤维。这种肌肉神经传入纤维的经典分类法,至今还一直被采用[①]。当张香桐在美国耶鲁大学医学院和洛克菲勒医学研究所做研究工作期间,他那时就已经成为大脑皮层研究领域的著名学者,曾被邀请为权威的《生理学手册》(*Handbook of Physiology*)撰写了"诱发电位"一章。回国后,1959年张香桐和冯德培、刘育民一起开办全国电生理学习班,培养了一批来自各地的神经生理学研究骨干。1981年,张香桐创立了我国最早的从事脑基础研究的研究所——中国科学院上海脑研究所。张香桐为我国神经生理学的研究和人才的培养作出了巨大的贡献。

(八) 林可胜与其他生理学家学术网络

林可胜还培养了许多青年生理学工作者,包括青年教师、研究生和进修生,有徐丰彦、贾国藩、易见龙、李茂之、王世浚、沈诗章、孟昭威、吕运明、陈梅伯、李落英等,均是中国最有影响的一批生理学家(见图1-8)。

易见龙,1923年毕业于湘雅医学院,1935年随蔡翘到刚成立不久的南京中央大学医学院生理科执教,于同年被派往北京协和医学院生理科进修。在林可胜的指导下,与陈梅伯、王世浚等一起研究;1940年,去加拿大多伦多进修生理学和药理学,师从胰岛素的发现者之一赫伯特(C. H. Best),研究人血清抗休克治疗。抗日战争期间,由美国友好人士,包括生物化学家斯莱克(Donald Van Slyke)和血库专家斯卡德(John Scrudder)等,发起组织美国医药援华会(American Bureau of Medical Aids to China,ABMAC),决定捐赠一个输血救

---

① 吴建屏. 祝贺我国神经生理学泰斗——张香桐院士百岁华诞[J]. 生命科学,2006(6):513-514。

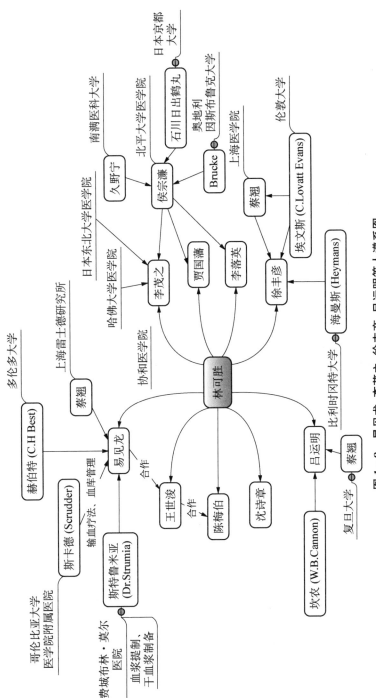

图 1 - 8　易见龙、李茂之、徐丰彦、吕运明等人谱系图

伤的血库。易见龙前去应聘,于 1941 年底离加拿大,去美国纽约中心医院血库,随斯卡德学习输血疗法和血库管理,又到费城布林莫尔(Bryn Mawr)医院,随斯特鲁米亚(Max M. Strumia)学习血浆提制、干血浆制备以及各个环节的操作,包括机件修理等全套技术,并负责筹建血库一切事项。经过一年半的精心筹备,于 1943 年 6 月 7 日在纽约华人街附近成立中华血库,易见龙任主任,黄若珍任副主任。由中国人主持的第一个血库就这样在抗日战争的严重关头,于异国他乡宣告成立。其间,易见龙与威纳(A. S. Wiener)开展了在美华人的血型调查工作[①]。

吕运明,在复旦大学期间与童第周、冯德培、朱鹤年等同学,受蔡翘、蔡堡和郭任远等教授的影响,对生理学、心理学、神经学等专业发生浓厚兴趣。吕运明于 1927 年由复旦大学毕业后,随蔡翘、蔡堡教授去南京中央大学进修并担任助教,同时兼任南京军医学校组织学和生理学部分教学工作。1935 年春,教育部医教委员会推荐他到北京协和医学院生理学系进修,在生理学先驱林可胜教授指导下进行学习和科学研究,当时正逢美国著名生理学家坎农博士在协和医学院开设以"交感神经和交感素的释放"为题的讲座。吕运明在如此优越的环境中学习,使他在生理学的理论及研究技术等各方面打下了扎实基础。

李茂之、贾国藩、李落英均毕业于北平大学医学院,师从侯宗濂(1900—1992),之后到协和医学院生理系进修。侯宗濂是中国现代生理学家和医学教育家,1920 年毕业于南满医学堂,留校任教并从事心理学研究,1922 年去日本京都大学进修肌肉神经普通生理学及生物物理化学,1926 年获日本医学博士学位,1930 年赴奥、德留学。留学期间,在自己的研究论文中,对当时已被世界生理学界公认由法国科学院院士拉皮克(L. Lapicqe)提出的"时值"理论提出质疑,并首先提出要找到一个新的确实反映兴奋性的指标来取代拉氏"时值"。论文在德国《生理学杂志》以教授名义发表后,引起国际生理学界的关注。1931 年回国后,他任北平大学医学院生理学主任教授,1937 年创建福建医学院,1944 年出任西北医学院院长。1954 年中央人民政府仍任命侯宗濂为西北医学院(后西安医学院、西安医科大学)院长,1988 年任西安医科大学名誉校长。

李茂之,1929 年 7 月毕业于北平大学医学院,同年 9 月起,在北平大学医学院任生理学教授侯宗濂的助教,继升讲师;于 1935 年去日本东北大学生理系进修,1937 年回国任军医学校教官;继于 1946 年去美国哈佛大学医学院进修,1947 年回国;新中国成立后在浙江大学医学院、浙江医学院、浙江医科大学任生

① 孙秀泓. 缅怀恩师易见龙先生[J]. 生理科学进展,2003(2):104 - 105.

理学教授、主任,并先后兼任副教务长、副院长兼基础部主任,副校长等职。

贾国藩,1930 年毕业于北平大学医学院,留校任教,协助老师侯宗濂教授开设生理学,编写我国自编的第一本教材《生理学讲义》、《生理学实验指导》;后入协和医学院师从林可胜、张锡钧两教授。"七七事变"抗日战争爆发,北平沦陷,他毅然南下广州,任教于国民革命军军医学校。广州吃紧失手后,应先期来闽的侯宗濂教授之邀,于 1937 年辗转来到福建山城沙县与侯教授共建福建医学专科学校(福建医学院、福建医科大学前身)。贾国藩学术研究是以基础理论研究为主题,20 世纪 30 年代初随同侯宗濂教授进行经典性的组织兴奋性研究,探讨外周神经在直流电作用下对刺激反应的菲克(Fick)间隙成因和规律;30 年代后期在协和医学院协同张锡钧教授进行关于乙酰胆碱(Ach)是中枢神经系统递质的研究,参与"迷走神经-垂体后叶反射"理论的创建,开辟了研究神经系统对垂体内分泌调节作用的新途径,受到国际生理学界的关注,成为埃文斯(C. L. Evens)修订的斯氏《人体生理学原理》(*Starling's Principle of Human Physiology*)和哈里斯(Harris)的《脑垂体的神经调节》两书的重要依据。

三、林可胜学术谱系的特点

英国剑桥大学卡文迪什实验室[①]培养学生的准则是"实验室必须按才智正常的学生进行筹划,一个好的实验室应该是平凡的人能够取得伟大成就的地方"[②]。

第一,良好的学术环境。协和医学院生理学系拥有当时中国最好的学术环境。这一方面是当时洛克菲勒基金资助成立协和医学院,提供了较好的条件,并有提倡科学研究的风气;另一方面是林可胜的努力。在 20 世纪 20 年代,中国的科学技术和教育都还处于起步阶段,在一些小规模的研究中,有相当多的是类似测中国人血红蛋白量或骨头长短一类的初步研究。在那样的背景下,林可胜是中国早期能开展高水平科学研究的为数极少的科学家之一。为了重视实验,开创真正的中国现代生理学,林可胜制定了庞大的开支预算,改进生理系设施条件,以适应教学和科研的需要。为此,曾引起校预算委员会的异议。对此,林可

---

① 曾培养出 20 世纪生物科学最重要发现者、1962 年诺贝尔生理学或医学奖获得者克里克(F. H. C. Crick)和沃森(J. D. Watson).

② 阎康年.卡文迪什实验室:现代科学革命的圣地[M].石家庄:河北大学出版社,1999.

胜一方面据理力争,另一方面寻找多种途径改善设施。他曾带领同事们在附设的机械室用了约一年时间设计、制成多种生理学实验仪器,并把部分仪器推广于国内其他教学机关,不仅满足了教学上的需要,而且也为研究工作创造了条件,并促进了全国生理学实验室建设。

第二,一流的科研队伍。林可胜很快便在身边建立起一支很有实力的生理学教学、科研队伍,并与该校其他系建立融洽的合作关系,使生理学队伍无形中得以建立并发展,成为当时全国高等学府中最强阵容,包括沈隽淇、倪章祺、林树模、张锡均、冯德培等教授和一些具有高超实验技术的教学和科研辅助人员。

第三,紧跟学科前沿领域。科研活动始终是林可胜生理系的重心。如前所述,林可胜一到协和就立即开始研究工作。在他的带领下,这里的研究多是国际前沿课题,如消化生理方面的胃肠运动及分泌机制,神经生理的神经-肌肉接头、神经递质,血液生理中的血液化学、血液凝固机制,循环生理中的血管中枢的定位,代谢生理中的氮、脂肪、气体及糖代谢,等等,均取得重要成果,其中在消化、循环、神经生理方面的有关成果曾引起国际生理学界的关注。以课题研究培养人才,追求高水平、有创见的研究是林可胜的主要领导思路。

第四,吸引全国人才,增加同行交流。每一个著名学术研究中心,都要面向世界广揽人才。林可胜在医学系和病理系的合作下,开设了有实验操作的生理学和实验病理学选修课,带领生理学系与药理系的陈克恢、解剖学系的马文昭、生化学系的吴宪开展多项研究工作。1926 年在东京第七届热带医学会上,林可胜与侯宗濂相识,并邀请侯宗濂去协和医学院工作半年;侯宗濂在协和与柳安昌进行了多项研究,之后侯宗濂推荐他的学生李茂之、贾国藩跟随林可胜进修;同时,林可胜又与蔡翘建立了良好的学术联系。冯德培、徐丰彦、吕运明均毕业于上海复旦大学,师从蔡翘,因为蔡翘的影响均选择生理学作为终身事业,之后蔡翘推荐他们到当时的生理学研究中心协和医学院生理学系跟随林可胜进修。

第五,精英创造精英。一个著名学术研究中心的成立,必然会形成一个具有凝聚力的科学共同体,科学共同体必须有一个学术水平高、成就卓著和富有管理能力的学科带头人来引领。

处于科学共同体中心的学科带头人必须是这个领域的精英,他必须掌握该领域的前沿问题,犹如黑夜中的一盏明灯指引下一代学生前行,同时他还必须具有该领域的人际网络,这样才能推荐他的下一代学生前往世界学术中心深入研究;而他的学生在他的科学传统的引领下,创造新的范式,开创自己的体系,从而成为新一代的精英。林可胜对冯德培的培养就是一个典型的例子。在协和的第二年,冯德培广泛阅读科学文献,几乎涉猎当时生理学所有领域。他在林可胜指导下完成的两篇文章也成为消化生理学发展史中留有痕迹的重要论文(FENG TP *et al.*,1929;Lim PKS *et al.*,1930)。冯德培在林可胜安排下,于 1930 年转到当时生理学的中心英国,到伦敦大学师从诺贝尔奖得主希尔。冯德培当时才 22 岁,林可胜的推荐信一定很有分量,因为希尔给林可胜的回信中说:"你推荐的那个人如果真像你说的那样好,那就让他来吧。"希尔是当时世界上最有名望的科学家之一。最后,冯德培不负众望,成为新一代精英,开创了自己的范式体系。1978 年,直到希尔逝世前不久,他还对冯德培保持良好的记忆。来信中说,跟随他的科学工作者中,有两个人最好,其中一个就是冯德培[1]。

第三节　林可胜学术谱系的播撒

一、林可胜学术谱系学术中心的播撒

从 1926—1941 年(1941 年日军占领北平强驻协和),在以林可胜为开创者的北京协和医学院生理学系工作和进修的生理学家有林可胜(第一届中央研究院院士)、沈寯淇、侯祥川、林树模、柳安昌、张锡均(院士)、卢致德(院士)、冯德培(第一届中央研究院院士)、张香桐(院士)、徐丰彦、易见龙、吕运明、李落英、贾国藩、李茂之、张鸿德、王志均(院士)、汪堃仁(院士)、刘曾复、孟昭威 20 人。侯宗濂在 1932—1937 年主持国立北平大学医学院生理学系,同时与北京协和医学院保持学术联系兼任协和医学院荣誉教员,侯宗濂在北平大学期间培养了李茂之、贾国藩、方怀时(院士)等早期生理学家。

蔡翘在上海复旦大学任教期间,先后教授了冯德培、徐丰彦、吕运明等学生生理学、神经解剖学和组织胚胎学等课程。冯德培于 1926 年复旦毕业后便留校作为蔡翘的助手,直到 1927 年复旦大学学潮、生理学系解散,蔡翘离开复旦大学前往上海中央大学医学院。他在离开之前介绍冯德培到北京协和医学院生理学系攻读研究生,师从林可胜。易见龙在 1928 年入国立上海医学院,毕业后随蔡翘教授先后在上海雷士德医学研究所、南京中央大学医学院生理科任职,后被派

---

[1] 钱维华.记冯德培教授[J].中国科技史料,1982(4):30.

往北平协和医学院生理科进修，师从林可胜（见图1-9）。

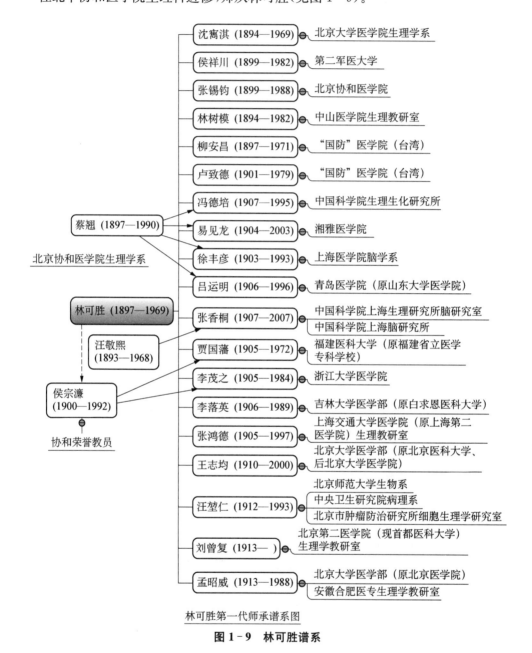

林可胜第一代师承谱系图

图1-9 林可胜谱系

随着国内社会政治环境的变换，生理学家分散全国各地，主持各医学院或研究所生理学系的科研和教学。

图1-10中分别标识了第一代及第二代生理学家在全国各地开创或者主持

医学院生理学系的工作情况。现将各生理学家的任职情况简略叙述如下:

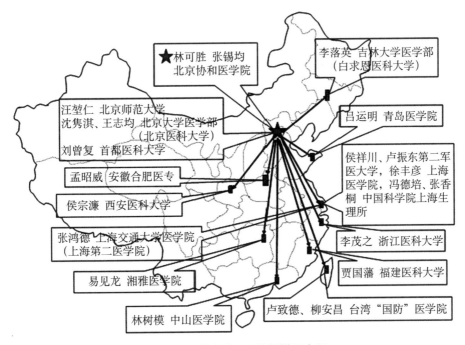

汪堃仁 北京师范大学
沈隽淇、王志均 北京大学医学部（北京医科大学）
刘曾复 首都医科大学
孟昭威 安徽合肥医专
侯宗濂 西安医科大学
张鸿德 上海交通大学医学院（上海第二医学院）
易见龙 湘雅医学院
林树模 中山医学院
★林可胜 张锡均 北京协和医学院
李落英 吉林大学医学部（白求恩医科大学）
吕运明 青岛医学院
侯祥川、卢振东 第二军医大学，徐丰彦 上海医学院，冯德培、张香桐 中国科学院上海生理所
李茂之 浙江医科大学
贾国藩 福建医科大学
卢致德、柳安昌 台湾"国防"医学院

图1-10 学术谱系网络播撒示意图

沈隽淇，1946年抗战胜利后，主持复员后的北京大学医学院生理科，1947年担任北京大学医学院（1953年改名为北京医学院）院长，1954年主持设计了北京医学院（后北京医科大学、现北京大学医学部）生理楼。

侯祥川，1949年任中国人民解放军第二军医大学教授兼生物化学教研室主任、训练部副部长、科研部部长。

林树模，1949年任中山医学院基础部、生理教研室主任，组织成立了中国生理科学会广东省分会。

刘曾复，1960年任北京第二医学院（现首都医科大学）生理学教研室主任，开创了首医大的生理学教研工作。

冯德培，1944年筹备中央研究院医学研究所（1950年改建为中国科学院生理生化研究所），使上海生理所成为一个享有国际声誉的研究所，1959年组建和领导中国第一个海洋动物生理实验室——青岛海洋动物生理实验室。

张香桐，1956年创建中国科学院上海生理研究所脑研究室，1980年中国科学院上海脑研究所正式成立，张香桐被任命为首届所长。

柳安昌,1938 年参与创立国立贵阳医学院,1949 年迁去台湾。

卢致德,创建台北荣民总医院。

徐丰彦,1946 年任上海医学院生理学教授,重建了上海医学院生理学科室。

易见龙,1946 年任湘雅医学院生理科和药理科主任,后任副院长。

王志均,1950 年任北京大学医学院(后北京医科大学、北京大学医学部)生理学副教授、教授,消化生理研究室主任。

汪堃仁,1952 年任北京师范大学生物系主任。

侯宗濂教授,1937 年创建福建医学院,1944 年任西安医学院(后西安医科大学,现西安交通大学医学院)院长。

李落英,1954 年任原第一军医大学(吉林长春)生理教研室主任教授(现白求恩医科大学)。

张鸿德,1952 年任上海第二医学院(现上海交通大学医学院)生理教研室主任。

孟昭威,1958 年任安徽合肥医专生理学教研室主任(现安徽中医学院),其间任安徽中医学院经络研究所名誉所长。

二、第三代生理学家的继承和发展

进入 20 世纪 50 年代,第三代生理学家开始成为我国生理学研究的主要力量。在前辈生理学家的用心建设和辛苦付出的基础上,当时我国的生理学教育和科研环境已经大为改观,从而涌现出一大批卓有成就的生理学家。

王志均于 50 年代培养的学生有王雨若、张立藩、韩济生(院士)、赵荣瑞、范少光、周佳音、张席锦等生理学家。韩济生院士年青时曾作为王志均院士的助手,辅助王志均院士从事生理学的研究。韩济生在其《悼念王志均老师》一文中写道:“在学术思想上,我亲身领受王先生的教诲,对他产生了深深的敬佩之情,这在多方面影响了我的一生。”可见王志均院士对于韩济生学术生涯影响之深。

冯德培于 50 年代培养的学生有刘育民、徐京华、范世藩、胡旭初、沈锷、魏乃森、杨振玉、孙海宝、梁之安、徐科、杨雄里(院士)等生理学家。杨雄里院士曾经在其纪念冯德培院士的文章《托体同山阿——纪念冯德培院士百年诞辰》中,多次提到冯德培院士对其提携之情,文中浸透着对冯德培院士的崇敬和感激。徐科在《我国现代生理学的重要奠基人——纪念冯德培先生百年诞辰》一文中回忆

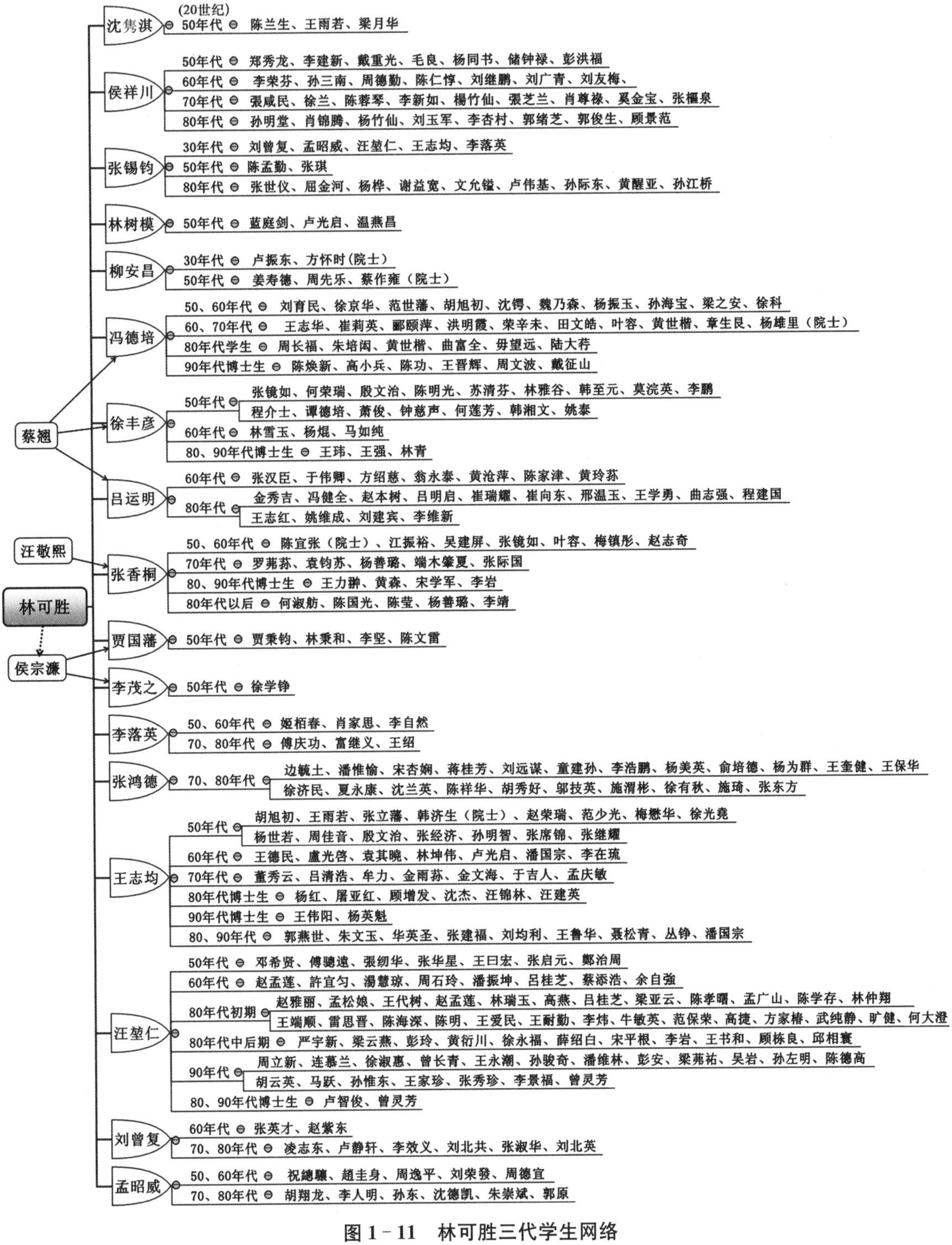

沈隽淇
　(20世纪)
　50年代 ⊖ 陈兰生、王雨若、梁月华

侯祥川
　50年代 ⊖ 郑秀龙、李建新、戴重光、毛良、杨同书、储钟禄、彭洪福
　60年代 ⊖ 李荣芬、孙三南、周德勤、陈仁惇、刘继鹏、刘广青、刘友梅、
　70年代 ⊖ 张咸民、徐兰、陈蓉琴、李新如、杨竹仙、张芝兰、肖尊祿、莫金宝、张榍泉
　80年代 ⊖ 孙明堂、肖锦腾、杨竹仙、刘玉军、李杏村、郭绪芝、郭俊生、顾景范

张锡钧
　30年代 ⊖ 刘曾复、孟昭威、汪堃仁、王志均、李落英
　50年代 ⊖ 陈孟勤、张琪
　80年代 ⊖ 张世仪、屈金河、杨桦、谢益宽、文允镗、卢伟基、孙际东、黄醒亚、孙江桥

林树模
　50年代 ⊖ 蓝庭剑、卢光启、温燕昌

柳安昌
　30年代 ⊖ 卢振东、方怀时（院士）
　50年代 ⊖ 姜寿德、周先乐、蔡作雍（院士）

冯德培
　50、60年代 ⊖ 刘育民、徐京华、范世藩、胡旭初、沈锷、魏乃森、杨振玉、孙海宝、梁之安、徐科
　60、70年代 ⊖ 王志华、崔莉英、鄘颐萍、洪明霞、荣辛未、田文皓、叶容、黄世楷、章生民、杨雄里（院士）
　80年代学生 ⊖ 周长福、朱培闵、黄世楷、曲富全、毋望远、陆大荇
　90年代博士生 ⊖ 陈焕新、高小兵、陈功、王晋辉、周文波、戴征山

徐丰彦
　50年代 ⊖ 张镜如、何荣瑞、殷汶治、陈明光、苏清芬、林雅谷、韩至元、莫浣英、李鹏
　　　　　程介士、谭德培、萧俊、钟慈声、何莲芳、韩湘文、姚泰
　60年代 ⊖ 林雪玉、杨焜、马如纯
　80、90年代博士生 ⊖ 王玮、王强、林青

吕运明
　60年代 ⊖ 张汉臣、于伟卿、方绍慈、翁永泰、黄沧萍、陈家津、黄玲苏
　80年代 ⊖ 金秀吉、冯健全、赵本树、吕明启、崔瑞耀、崔向东、邢温玉、王学勇、曲志强、程建国
　　　　　王志红、姚维成、刘建宾、李维新

张香桐
　50、60年代 ⊖ 陈宜张（院士）、江振裕、吴建屏、张镜如、叶容、梅镇彤、赵志奇
　70年代 ⊖ 罗莪苏、袁钧苏、杨善璐、端木肇夏、张际国
　80、90年代博士生 ⊖ 王力翀、黄森、宋学军、李岩
　80年代以后 ⊖ 何淑舫、陈国光、陈莹、杨善璐、李靖

贾国藩
　50年代 ⊖ 贾秉钧、林秉和、李坚、陈文雷

李茂之
　50年代 ⊖ 徐学铮

李落英
　50、60年代 ⊖ 姬栢春、肖家思、李自然
　70、80年代 ⊖ 傅庆功、富维义、王绍

张鸿德
　70、80年代 ⊖ 边毓土、潘惟愉、宋杏娴、蒋桂芳、刘远谋、童建孙、李浩鹏、杨美英、俞培德、杨为群、王奎健、王保华
　　　　　　　徐济民、夏永康、沈兰英、陈祥华、胡秀好、邹技英、徐有秋、施琦、张东方

王志均
　50年代 ⊖ 胡旭初、王雨若、张立藩、韩济生（院士）、赵荣瑞、范少光、梅懋华、徐光菀
　　　　　杨世若、周佳音、殷文治、张经济、孙明智、张席锦、张继耀
　60年代 ⊖ 王德民、盧光倌、袁其晓、林坤伟、卢光启、潘振宗、李在琉
　70年代 ⊖ 董秀云、吕清浩、牟力、金雨苏、金文海、于吉人、孟庆敏
　80年代博士生 ⊖ 杨红、屠亚红、顾增发、沈杰、汪锦林、汪建英
　90年代博士生 ⊖ 王伟阳、杨英魁
　80、90年代 ⊖ 郭燕世、朱文玉、华英圣、张建福、刘均利、王鲁华、聂松青、丛铮、潘国宗

汪堃仁
　50年代 ⊖ 邓希贤、冯骢远、张绍华、张华星、王曰宏、张启元、郑治周
　60年代 ⊖ 赵孟莲、许宜匀、汤慧琼、周石玲、潘振坤、吕桂芝、蔡添浩、余自强
　80年代初期 ⊖ 赵雅丽、孟松娘、王代树、赵孟莲、林瑞玉、高燕、吕桂芝、梁亚云、陈孝曙、孟广山、陈学存、林仲翔
　　　　　　　王端顺、雷甚晋、陈海深、陈明、王爱民、王耐勤、李炜、牛敏英、范保荣、高捷、方家椿、武纯静、旷健、何大澄
　80年代中后期 ⊖ 严宇新、梁云燕、彭玲、黄衍川、徐永福、薛绍白、宋平根、李岩、王升和、顾栋良、邱相寶
　90年代 ⊖ 周立新、连慕兰、徐淑惠、曾长青、王永潮、孙骏奇、潘维林、彭安、梁莆祐、吴岩、孙左明、陈德高
　　　　　胡云英、马跃、孙惟卡、王家珍、张秀玲、李景福、曾灵芳
　80、90年代博士生 ⊖ 吕智俊、曾灵芳

刘曾复
　60年代 ⊖ 张英才、赵紫生
　70、80年代 ⊖ 凌志东、卢静轩、李效义、刘北共、张淑坤、刘北英

孟昭威
　50、60年代 ⊖ 祝总骧、赵圭身、周逸平、刘荣發、周德宣
　70、80年代 ⊖ 胡翔龙、李人明、孙东、沈德凯、朱崇斌、郭原

蔡翘
汪敬熙
林可胜
侯宗濂

图 1-11 林可胜三代学生网络

说：1947年先生出国考察归来后便着手建所工作。从北京请来了在北京协和医学院工作过的研辅助人员靳观成、赵世英、傅庆寿和东起林等人来沪工作，另一方面又请王应睐先生筹建了生化研究部分，从而建成了生理生化研究所，先生被任命为所长。在生理学研究部分，先生带领刘育民、徐京华和后来从上海交通大学物理系毕业的范世藩迅速开展了外周神经的工作，又先后聘请了陈芳允和秦怡纯等电子学专家组建了电子室，从事电子仪器的开发。为了扩大研究领域，先生将在生化部分工作的胡旭初调过来，派他去北京医学院王志均教授处进修消化生理，回所后建立了消化研究组。此组后来发展为研究高山生理的研究室。1955年梅镇彤被调来所后，先生帮他组建了高级神经活动研究小组。此组后来被编入于1956年聘请来所的世界知名学者张香桐先生所组建的中枢神经研究室。在以神经肉系统生理为方向的研究室中，先生直接领导了神经肌肉间营养关系组。1959年秋，范世藩离开神经研究，在室内组建了肌肉组。同时，为了迎接1960年夏在青岛正式开展的中苏合作研究工作，我被调过来组建了外周神经组。先生又派刘育民赴瑞典、派梁之安赴苏联分别学习视觉和听觉生理，他们回所后共同建立了视觉和听觉研究室。就这样，生理研究所已初具规模。"

我们从上述生理研究所初期的发展情况中可清楚地看出先生的建所指导思想，即汇集生物、医学、物理、化学和电护学等各方面的人才，综合地开展生理学研究，以带动全国生理学的发展。

张香桐，早期培养的学生有陈宜张（院士）、江振裕、吴建屏、张镜如、叶容、梅镇彤、赵志奇等生理学家。第二军医大学的陈宜张院士在《怀念张香桐老师》一文中回忆了如何跟随张香桐进行科学研究的经历[28]。

柳安昌，早期培养的学生卢振东、方怀时（院士）、姜寿德、周先乐、蔡作雍（院士）等生理学家。柳安昌对于跟他工作的青年人的成长与学习非常关心，一有进修学习机会，就为他们亲自去争取，只怕他们不能快快成为有用之材。因此，多数年轻人愿意在他手下工作，还有不少有志之士投向其门下。仅在20世纪50年代，当时物质条件还很差，就培养出五六名世界水平的生理学家，其中曾在台湾任生理学会理事长的三人，如：姜寿德，曾在阳明医学院生理系做出可喜成绩，在呼吸生理方面，有较多贡献；周先乐，现为美国犹他大学教授；蔡作雍，已成为世界著名神经生物学家，台湾"中央研究院"院士。还有几人在美国任教授。早年随柳安昌工作的方怀时，早已为台湾"中央研究院"院士。这些学者现在从事的专业虽与柳安昌原授的不同，但他们的治学之道无疑不少得自柳门。

徐丰彦，早期培养的学生有张镜如、何荣瑞、李鹏、谭德培、姚泰等生理学家。

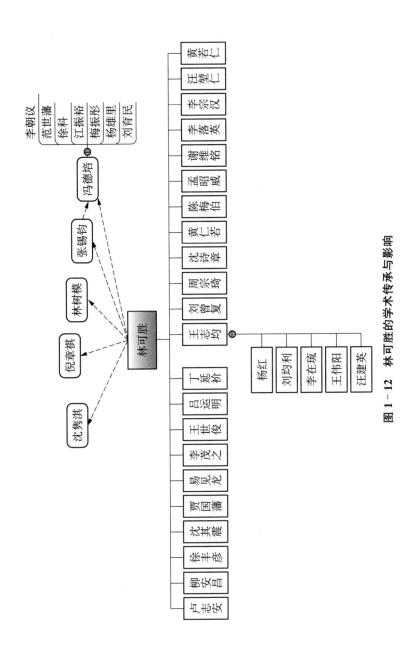

图 1 - 12　林可胜的学术传承与影响

张镜如历任上海医学院生理学系主任、上海医科大学校长。何荣瑞于20世纪70年代成为河北医学院的生理学系主任。李鹏1988年任上海医学院生理教研室主任,中国生理学会常务理事。姚泰现任复旦大学上海医学院生理学和病理生理学系教授、复旦大学校务委员会委员,中国生理学会理事会理事长。

总而言之,前辈生理学家的榜样作用和人性光辉,不论是在学术追求还是精神追求上,对我国第三代生理学家都影响深远,关系重大。

林可胜被公认为是中国近代生理学(实验生理学)的奠基人,这与他在协和生理学系12年的工作成果是密不可分的。

首先,林可胜发起成立了中国生理学会,担任首届会长(1926—1928)并主持创办了《中国生理学杂志》,从而为我国生理学长足发展奠定了坚实的基础[1]。1922年,北京协和医学院的一些外籍教师发起成立了"美国实验生物与医学学会北平分会",会后一些该校任职的中国教师为了把中国生理科学事业发展起来,认为应当成立中国自己的学会。于是,由林可胜提议,吴宪附议,1926年2月中国生理学会在北京协和医学院生理系宣告成立。同年9月,召开了第一届年会,林可胜被选为第一届会长,会上通过了张锡均、林树模、马文昭、朴柱秉(朝鲜)、戴爱娜(F. R. Dienaie)、基尔伯恩(L. G. Kilborn)等11位会员,决定创办《中国生理学杂志》(*Chinese Journal of Physiology*),由林可胜担任主编,该杂志于1927年1月问世[2]。王志均总结道:"中国生理学会的成立与《中国生理学杂志》的创刊,标志着我国的生理科学由萌芽时期飞速地进入近、现代水平,成为我国生理科学发展中一个重要的里程碑,其意义是重大的。"[3]

其次,林可胜率先在中国建立了现代化的生理学实验室,重视实验课和技术训练。他有一套完整的学生实验计划,林可胜撰写的《生理学大纲》,其中所叙述的实验被许多学校采用,使西方实验生理学终于在中国本土落地生根。

再次,林可胜培养了大批生理学人才,使协和生理学系成为当时中国生理学研究的中心,国内老一辈的生理学家中,大多师从林门。曾先后在协和与林可胜一起工作和接受培养的老一代生理学家有沈隽淇、侯祥川、林树模、柳安昌、张锡均、侯宗濂、卢致德、冯德培、徐丰彦、沈诗章、易见龙、吕运明、李落英、贾国藩、李茂之、王世浚、陈梅伯、王志均等人。

① 曹育. 中国现代生理学奠基人林可胜博士[J]. 中国科技史料,1998,19(1):26-41.
② 王志均,陈孟勤. 中国近代生理学六十年[M]. 长沙:湖南教育出版社,1986.
③ 王志均. 既开风气又为师:林可胜先生传[M]//王志均,陈孟勤. 中国生理学史. 北京:北京医科大学中国协和医科大学联合出版社,1993.

第二章　生理学家蔡翘学术谱系研究

　　我国现代中国生理学的发展分别形成了南北两个学术中心。北方以林可胜为代表，以北京协和医学院为中心；南方则以蔡翘为代表。由于旧中国社会环境动荡不定，战争不止，蔡翘跟随学校不断搬迁，因此没有一所固定的学校可以作为蔡翘生理学谱系的学术中心。但是蔡翘所在之处，身旁总是聚集一批我国现代杰出的生理学精英，他们或者作为蔡翘的助手，或者是蔡翘的学生。因此，以蔡翘为中心的生理学谱系是现代中国生理学谱系的另一个重要分支。

第一节　蔡翘生平及其贡献

　　蔡翘，1897 年生于广东揭阳，1917 年毕业于潮安县金山书院，1919 年赴美国留学，先后就读于加利福尼亚大学和印第安那大学，专修心理学，1922 年大学毕业后，随即入哥伦比亚大学研究生院，半年后转入芝加哥大学研究生院，师从著名心理学家卡尔（Harvey A. Carr，1873—1954）教授研究心理学，同时跟随美国科学院院士、比较神经学家赫利克（Charles Judson Herrick，1868—1960）辅修生理学和神经解剖学[①]。蔡翘在跟随赫利克学习神经解剖期间，在美洲袋鼠脑组织的神经解剖研究中，发现顶盖前核是视觉和眼球运动功能的中枢部位即顶盖前核区，国际上有称之为"蔡氏区"。1924 年，蔡翘发表博士论文《大白鼠的记忆曲线》，1925 获哲学博士学位，因学业成绩优秀获芝加哥大学金钥匙奖，并被推荐为美国解剖学会会员[②]。

　　蔡翘的心理学导师卡尔是美国著名心理学家、美国心理协会的主席、芝加哥

---

① 吴襄. 怀念我们的老师——蔡翘教授［M］//王志均，陈孟勤. 中国生理学史. 北京：北京医科大学　中国协和医科大学联合出版社，1993.

② 吴襄. 蔡翘教授对发展中国生理学的贡献［J］. 生理科学，1982，Z1：15－21.

大学心理学系主任,终身教授。哈维与约翰·杜威(John Dewey)、安吉尔(James Rowland Angell,1869—1949)一起发展了美国机能主义心理学,引导美国心理学朝着机能主义方向前进。他们认为机能心理学是研究有机体与环境之全部关系,为无意识或习惯的行为研究打开了方便之门,同时扩大心理学应用研究的领域。卡尔的代表著作是《心理学,一门关于精神活动研究的学问》[①]。蔡翘在生理学方面的导师赫利克早期也是从事心理学方面的研究,后来从念博士开始转向比较神经学领域。赫利克的博士论文关于大脑和脊神经索中每一个神经的功能分析被认为是美国神经学研究的里程碑。赫利克在芝加哥大学工作30年,1918年当选为美国科学院院士[②]。

1930—1931年,蔡翘获得美国洛氏基金会的资助,赴英国和德国进行短期进修,先在伦敦大学著名生理学家埃文思[③]教授的实验室从事糖代谢的研究,继而在剑桥大学著名神经生理学家、诺贝尔奖获得者艾德里安[④]教授的实验室从事神经传导生理研究。后来,经埃文思教授推荐,于1935年成为英国生理学会会员。

1925年,蔡翘博士毕业后归国,先后于上海复旦大学(1925—1927)、上海国立中央大学医学院(1927—1930)、南京中央大学医学院(1937—1949)、第五军医大学(原南京大学医学院)(1949—1954)、军事医学科学院(1954—1990年病逝)从事生理学教学和科研工作。

作为我国著名的生理学家和医学教育家,蔡翘被誉为是近代生理学的奠基人,其对我国生理科学事业的发展有突出贡献。

一、创建复旦大学生物学系

1925年秋,蔡翘留学归国后直接受聘于上海复旦大学,负责创建生物学科,教授生物学和生理学。当时在复旦大学生物系学习的学生有冯德培、童第周、沈霁春、徐丰彦、朱壬葆、吕运明、朱鹤年、蒋天鹤等,其中:童第周、沈霁春、朱壬葆是复旦大学心理系的学生;冯德培、徐丰彦、吕运明等毕业后都先后作为蔡翘的助手,辅助日常教学和科研工作,接受蔡翘的指导进行科学研究。1927年,复旦

---

① http://photoarchive.lib.uchicago.edu/db.xqy? show=browse1.xml%7C295.

② George W. Bartelmez. Charles Judson Herrick, October 6, 1868 - January 29, 1960, in: Biographical Memoirs, National Academy of Sciences, 1973, pp. 76 - 107.

③ Physiology at University College, London: Prof. C. Lovatt Evans, F. R. S. Nature, 1949,163: 314 - 315.

④ http://www.nobelprize.org/nobel_prizes/medicine/laureates/1932/adrian-bio.html.

大学学潮,生理学系解散,蔡翘离开复旦大学前往上海国立中央大学医学院。

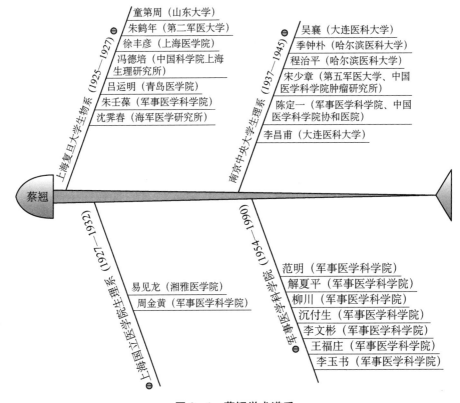

图 2-1 蔡翘学术谱系

二、创建上海国立中央大学医学院生理科

上海国立中央大学医学院(上海医学院前身,现复旦大学医学院)是 1927—1928 年由谷镜汧、颜福庆、林国镐等人在吴淞创办的,也是中国人自办的第一所医学院。蔡翘受聘创建生理学科,担任生理学教授,讲授比较解剖学、组织学和胚胎学。当时徐丰彦从复旦大学毕业,作为蔡翘的助理,跟随蔡翘到上海国立中央大学医学院。在教学过程中,蔡翘提倡用祖国语言讲课并且编著了我国第一本大学生理学教科书——《生理学》,1929 年由上海商务印书馆出版。在科研上,蔡翘与徐丰彦共同进行了一系列有关甲状旁腺切除后所造成的抽搐以致死亡的原因,论文发表于《中国生理学会杂志》。易见龙和周金黄当时都在上海国立中央大学医学院学习,都选修蔡翘所开设的生理学课程。毕业后,易见龙直接

作为蔡翘的助理去上海雷士德研究所工作,而周金黄后来也到成都中央大学医学院,跟蔡翘一起从事生理学研究。

三、创建南京中央大学生理科

1937 年 1 月,蔡翘受聘于南京中央大学医学院,担任生理学教授兼科主任,再次创建生理科,他和他的助理吴襄一起,共同编著了《生理学实验》一书。为了继续生理学科学研究,蔡翘在教授牙医专科第一班的同时,还筹建了专门的动物房及研究室,准备继续利用慢性动物进行肝糖代谢的实验[①]。半年后,"七七事变"爆发,南京地区遭到侵华日军频繁的空袭,中央大学医学院被迫西迁成都。此后吴襄一直追随蔡翘,达 14 年,直到新中国建立后,吴襄赴大连医学院负责组建生理科。

四、组织中国生理协会成都分会,出版《中国生理学会成都分会会志》

1937 年夏,南京中央大学西迁成都后,蔡翘先借用华西大学医学院的部分校舍上课,四年后又租用城内一所中学校舍作为前期各科教学之用。蔡翘于 1938 年组织中央大学医学院、齐鲁大学医学院、华西大学医学院的生理学工作者成立了中国生理学会成都分会,中央大学医学院生化系的教授及组织胚胎学教授也都参加,定期举行学术交流会,为大家提供了一个交流学术观点的平台,有效地促进了生理学工作者之间的了解和沟通以及校际间的资源共享。1941 年,蔡翘还在华西大学医学院创办了《中国生理学会成都分会会志》,并亲自担任主编。作为太平洋战争爆发后国内唯一的一本生理学刊物,截至抗战胜利,四年共出两卷 13 期 300 多页[②]。《中国生理学会成都分会会志》的发行不仅填补了我国抗战时期生理学期刊的空白,并且有助于科学成果的及时发布,对生理学工作者产生一种激励作用,从而有效地延续了我国抗战时期生理学的科学研究。1941 年,蔡翘还在成都发起成立了生理学研究所,主要助手包括朱壬葆、周金黄、吴襄、徐丰彦、李瑞轩、匡达人等,招收四名研究生,分别是程治平、陈定一、宋

---

① 范明. 蔡翘教授传略[J]. 中国神经科学,2003,19(2):134.

② 吴襄. 怀念我们的老师——蔡翘教授[M]//王志均,陈孟勤. 中国生理学史. 北京:北京医科大学　中国协和医科大学联合出版社,1993.

少章和李昌甫,并且接收包括方怀时在内的十几名进修生,在十分艰苦的环境下依旧坚持从事教学和研究工作①。

五、创建中国的军事劳动生理、航天医学和航海医学

1952年,南京大学医学院(前身为南京中央大学医学院)改编为第五军医大学,蔡翘任校长。根据我国当时特定时期建设强大的空军和海军的需要,蔡翘创建了中国的特殊环境生理学——军事劳动生理学、航天航空医学和航海医学;1951年,他编著出版了《航空医学入门》,1953—1955年撰写《航空生理研究总结初步报告》。1954年,蔡翘调军事医学科学院,任副院长,一级研究员,院学术委员会主任,全军医学科学技术委员会主任委员。1957年,军事医学科学院正式成立军事劳动生理研究所,蔡翘兼任所长。从调入军事医学科学院工作之后至"文革"前的十余年内,蔡翘按照国家的需要,主要从事航空、航海生理和与军事战斗人员健康有关的疲劳、睡眠、高温和低温耐受性,以及与宇宙医学有关的神经系统生理问题的研究,为陆军和空军战士的选拔、训练以及设立淘汰标准提供多方面的科学依据。在蔡翘的领导下,1953年建成了中国独创的第一座混凝土人用低压舱。20世纪50年代后期逐步建成了高空减压舱、爆炸减压舱、动物及人体加速度离心机、地面弹射救生装置、模拟失重装置、航海医学研究用的潜水加压舱以及高、低温舱等多项大型设备,从而得以研究了低压、高压、缺氧、超重、失重、飞行错觉、弹射、震动、高温、低温、深潜等航空和航海等特殊条件下人的生理反应、耐受限度、训练方法及防护措施,研究不仅提供了各方面的重要生理数据,而且在这些数据的基础上提出了一系列适合中国实际情况的防护制度和装备要求,如航空的加压供氧制度、潜水减压制度、抗荷服、代偿服及潜水服的生理数据要求及生理性能鉴定方法等。在短短的几年内,他们不仅为中国年轻的航空与航海医学建立了一个研究基地,创建了一套研究条件,而且大大缩小了中国在这方面与国际先进水平间的差距②③。在"文化大革命"期间,虽身受迫害,失去工作条件,然而蔡翘坚持埋头著书,并于1979年出版了60多万字的《航空与

① 周金黄.悼念恩师蔡翘教授[J].生理科学进展,1991,1(22):94-95.
② 吴襄.怀念我们的老师——蔡翘教授[M]//王志均,陈孟勤.中国生理学史.北京:北京医科大学 中国协和医科大学联合出版社,1993.
③ 华仲慰,李成熹.全国解放后蔡翘教授为发展我国军事医学科学奋斗的三十年[J].生理科学,1982,Z1:21-22.

空间医学基础》一书,填补了我国航空航天生理学领域的空白[①]。同时,蔡翘还培养了一批有专长的研究技术人员,如庄祥昌、范明、柳川等,为我国的航空及航海医学研究发展打下了坚实的基础。

第二节　以蔡翘为奠基人的生理学谱系及其特点

一、蔡翘学术谱系的形成

根据中国生理学会编著的《中国生理学史》、高等教育出版社出版的《中国生理学人物记》、科学出版社出版的《中国现代科学家传记》以及众多著名生理学家的传记和回忆录等资料,蔡翘生理学谱系早期第一代生理学家的构成主要包括蔡翘、朱壬葆、童第周、易见龙、冯德培、吕运明、朱鹤年、蒋天鹤、徐丰彦、杨浪明、沈霁春、吴襄、周金黄等,这些生理学家大多出生于1897—1910年,是我国最早的一批生理学家,于当时北京协和医学院林可胜谱系的第一代生理学家在出生时间上基本重合,只是蔡翘谱系偏于南方,而林可胜谱系则偏于北方,但他们共同构成了我国现代生理学发展的基石,为我国生理学科的发展壮大起到了火种作用。

(一)冯德培、吕运明、徐丰彦、吴襄、易见龙、朱壬葆等既是蔡翘的学生,也是蔡翘的助理

冯德培、吕运明、徐丰彦毕业于复旦大学生物系;易见龙、周金黄毕业于上海国立医学院生理系;吴襄毕业于南京中央大学心理系,他们都与蔡翘早期的任职履历紧密同步。朱壬葆本是浙江大学心理系学生,借读于南京中央大学心理系,跟沈霁春一起选修蔡翘开设的课程。朱壬葆留学归国后,受蔡翘邀请到西迁成都的南京中央大学任教,因此也称得上是蔡翘的学生兼助理。

冯德培,1922年考入上海复旦大学,最初念文科,二年级时转入郭任远教授(我国心理学的奠基人)担任系主任的心理系。当时郭任远刚从美国回来并且在复旦大学开设了心理学系。郭任远教授是当时新兴的行为学派心理学家,冯德培在见到郭任远教授后,深为他的学术见解和为人风度所折服,于是,就转入心

① 张立藩. 千秋风范照后人:纪念蔡翘教授诞辰100周年[J]. 中华航空航天医学杂志,1997,4(8):196.

理学系。一年之后，蔡翘、李汝琪和蔡堡先后自美国回来，都应郭任远的邀请加入复旦大学，原来的心理学系也随之扩大为生物学院。冯德培在听完蔡翘先生讲授神经解剖学和生理学课程后，觉得生理学比心理学内容更为有趣，便将兴趣转到生理学上去。冯德培 1926 年毕业后担任蔡翘的生理学助教。一年后，复旦发生学潮，郭任远离开，生物系解散。蔡翘写信推荐冯德培到北京协和医学院生理系的林可胜教授实验室学习；在协和医学院学习两年后，考取清华大学公费留美继续学习生理学，所以在冯德培回忆蔡翘的文章中，提到蔡翘对其学习和成长有着至关重要的帮助[①]。

徐丰彦，1923 年考入复旦大学，1924 年转到郭任远所领导的心理学系学习，聆听蔡翘所讲授的生理学、神经解剖学和组织胚胎学课程。蔡翘对其评价为"朴素勤学，寡言多读，成绩为一班之冠，我很称赞其品格和成绩"。1927 年，他大学毕业后跟随蔡翘到上海医学院，担任助教。尽管当时上海医学院的实验条件很差，徐丰彦仍然坚持跟蔡翘老师做科研。1930 年，蔡翘介绍徐丰彦到北京协和医学院进修，在林可胜教授指导下开始做循环生理学科研；后来又跟随蔡翘转到南京中央大学任教，徐丰彦晋升为讲师。1933 年，徐丰彦经蔡翘介绍赴英国伦敦大学埃文斯（英国伦敦大学著名生理学家、皇家科学院院士）实验室学习，两年后完成博士论文，顺利地通过了答辩。后来，徐丰彦又跟随比利时生理学家海曼斯（Corneille Heymans，1892—1968，1938 年诺贝尔生理学或医学奖获得者）[②]进修循环生理学。徐丰彦跟随海曼斯的半年时间里主要做颈动脉窦区的生理功能研究，这也决定了他以后从事颈动脉窦反射研究的方向。1936 年，徐丰彦回国，经蔡翘老师介绍去中央研究院心理研究所担任副研究员。此后，南京沦陷，徐丰彦随心理所内迁贵阳，蔡翘随南京中央大学医学院内迁成都。1939 年秋，徐丰彦应蔡翘邀请，到成都协助其工作，其中包括协助蔡翘组织成立中国生理协会成都分会，并且发行简报。直到 1944 年冬，徐丰彦去内迁重庆的上海医学院担任生理科教师，才辞别蔡翘。此后，一直在上海医学院工作，直至 1987 年退休。徐丰彦在此后的回忆论文中提及自己在成都跟随蔡翘的 5 年时间，是当时最佳的工作环境，也是他一生最可纪念的 5 年[③]。

吕运明，1924 年考入复旦大学生理系，与冯德培、童第周、朱鹤年等一起

① 冯德培. 向我的老师蔡翘先生致敬[J]. 基础医学与临床，1982，Z1：10.

② "Corneille Heymans-Biography". Nobelprize. org. http://www. nobelprize. org/nobel _ prizes/medicine/laureates/1938/heymans-bio. html

③ 徐丰彦. 我跟随蔡翘教授的岁月中[J]. 生理科学，1982，Z1：11-12.

接受蔡翘的指导;1927年毕业,因为当年复旦发生学潮,吕运明随蔡翘去南京中央大学进修,并担任一些助教工作;1935年到协和医学院林可胜实验室进修,先后在福建协和大学、东南医学院、安徽医学院、青岛医学院从事生理学教学与科研工作;历任山东大学医学院、青岛医学院教授,青岛生理学会理事长。

吴襄,1930年考入位于南京的中央大学教育行政系,1932年转入行为学派心理学家郭任远(1931—1933年在中央大学任教)所领导的心理系,兼修动物学。当年吴襄经同乡前辈、我国著名动物学家伍献文推荐,师从中科院生物所著名生理学家张宗汉教授,在其指导下从事生理学研究两年。1937年,蔡翘应中央大学之聘任医学院生理学教授兼科主任,吴襄对其仰慕已久,在学生时代就读过蔡翘的《生理学》一书,于是申请作为蔡翘的助教。从此,他追随蔡翘从南京到成都,后来又回到南京,达14年(1936—1950)之久,深受熏陶,养成严谨的科学作风,也打下坚实的科学基础。吴襄跟随蔡翘从南京中央大学助教(1936年)开始,1941年升为讲师,1944年晋升为副教授,1945年得到美国医药援华会的资助,被教育部派遣赴美留学,师从明尼苏达大学医学院生理学系教授兼生理学系主任维斯切尔(M. B. Visscher)[1],在其指导下从事循环生理研究一年,获科学硕士学位。然后,应纽约市哥伦比亚大学医学院生理学教授兼生理学系主任吉格森(M. I. Gregerson)之邀,到他那里学习血量测定法以及其他生理测定法,历时半个月。随后吴襄返回中央大学医学院。1948年秋,经蔡翘推荐,中央大学批准吴襄晋升为教授。新中国成立后,吴襄到大连医科大学任教。1982年中国生理科学会和北京生理科学会联合举行庆贺蔡翘从事生理学工作六十周年的学术讨论会,吴襄根据自己的亲身经历,撰文8 000余字,系统地叙述了蔡翘对于我国生理学发展所作出的贡献[2]。

周金黄,1928年就读于上海吴淞的中央大学医学院(上海医科大学前身)。当时蔡翘在上海国立中央大学医学院任教。周金黄回忆当时蔡翘对学生既严格要求,又循循善诱,蔡翘在生理学教学过程中亲自指导学生实习。从上海国立中央大学医学院毕业后,周金黄考入北京协和医学院,1934年毕业,获医学博士学位,并且留校任药理学助教;1935年,任美国宾夕法尼亚大学医学院药理学客座讲师;1936年,到德国巴伐利亚洲佛来堡大学药理学研究所进修;1937—1942年先后任广州孙逸仙医学院副教授、贵阳医学院副教授、贵州省制药厂厂长。1942

---

① http://www. the-aps. org/fm/presidents/intrombv. html.
② 吴襄. 蔡翘教授对发展中国生理学的贡献[J]. 生理科学,1982,Z1:15-21.

年,蔡翘邀请周金黄去成都中央大学医学院任教。周金黄在蔡翘的领导下达四年之久,他跟徐丰彦、朱壬葆一起从事神经生理学、内分泌生理学和神经药理学的研究。同时,周金黄与蔡翘的其他助手一起协助蔡翘成立中国生理学会成都分会,每季度组织召开一次研究报告会,并出版研究论文汇刊,作为中国生理学会成都分会的会刊。南京中央大学回迁后,周金黄先后任武汉大学医学院教授、代理院长、院长,兼附属医院院长(1946—1949),北京协和医学院药理学科主任、教授(1950—1957),中国人民解放军军事医学科学院防化医学药理毒理研究所副所长、所长、教授(1958—1989)。

易见龙,1928 年考入上海国立中央大学医学院,当时蔡翘 1927 年秋离开复旦大学生物系,转到上海国立中央大学医学院组建生理系,任生理学教授,兼讲授比较解剖学、组织学和胚胎学。易见龙 1933 毕业时,以五年学业均为全班第一的优异成绩获金质奖章,毕业后即随蔡翘去上海雷士德医学研究所(Henry Lester Institute)任助理,跟随蔡翘一起研究肝脏在维持血糖浓度中的作用等,发表论文 5 篇。他和蔡翘都不能忍受该所生理科学组的英籍领导人里德(B. E. Reid)对中国研究人员的歧视、排挤,于 1935 年愤然离职,跟蔡翘到当时刚成立不久,设备、条件、待遇都差得多的南京中央大学医学院任生理科讲师。1935—1937 年,易见龙经蔡翘推荐,被派往北京协和医学院生理科进修。在林可胜指导下与同事们一起研究延髓交感神经中枢是否存在的问题。"七七事变"爆发后,他返回南京。不久,他和蔡翘一起随中央大学医学院西迁成都。1939 年,易见龙考取了第三届中英庚子赔款公费留学,1940 年前往加拿大,在多伦多大学进修生理学及药理学。1942—1944 年,易见龙受聘于美国医药援华会,负责筹建血库,在美国进修血库管理、干血浆制备等;1943 年,易见龙在纽约建立中华血库;1946 年,担任湘雅医学院生理科和药理科主任教授;1949 年 9 月,任湘雅医学院副院长,此后一直在湘雅医学院工作。

朱壬葆,1929 年考入浙江大学心理系,1930 年到南京中央大学心理系借读,当时蔡翘在中央大学任教,朱壬葆、沈霁春等人都选修过蔡翘的生理学、神经解剖学和组织胚胎学课程。1931 年,朱壬葆毕业并且留校任生物系助教,直到 1936 年,朱壬葆在浙江大学校长贝时璋的鼓励下以浙大第一名的成绩考取"庚子赔款"留学生,赴英国爱丁堡大学,师从格林伍德(A. W. Greenwood)博士(爱丁堡大学动物遗传研究所)领导下研究甲状腺和性腺对家禽的羽毛和卵巢功能的影响。1938 年 9 月,他转到伦敦国立医学研究所随帕克斯(A. S. Parkes, 1900—1990)博士继续研究内分泌生理。帕克斯是英国皇家科学院院士、英国内分泌协会的奠基人,《内分泌杂志》和《繁殖与受精杂志》的创办者,是 20 世纪生殖生物学最有影响力的科学家之一①。1943年,朱壬葆受蔡翘邀请到成都任中央大学生理学系教授,在蔡翘的领导下从事生理学的研究。1946年,朱壬葆任上海医学院生理学系教授。新中国成立后,朱壬葆先后担任军事医学科学院生理系研究员、军事医学科学院放射医学研究所研究员、副所长等,1980年当选为中国科学院院士。

(二)童第周、蒋天鹤、朱鹤年、沈霁春等只是作为蔡翘曾经的学生,并没有作为蔡翘的助手,因此师承关系没有冯德培等人紧密,但他们也受到蔡翘的影响

童第周、蒋天鹤、朱鹤年等在复旦大学生物系均选修过蔡翘的生理学课程,沈继春在南京中央大学时选修过蔡翘的生理学课程。

童第周,于1922年考入复旦大学心理学专业,跟朱鹤年等一起选修过蔡翘的生理学课程,1927年,复旦大学毕业后到南京中央大学担任助教。1930年,童第周受亲友解囊自助去比利时布鲁塞尔自由大学,师从比利时著名的生理学家达克教授,从事胚胎学的研究,获得哲学博士学位;1934年回国,执教于山东大学生物系;1938年山东大学解散,他先后在中央大学医学院、同济大学和复旦大学任教。1948年,童第周当选为中央研究院院士。1946年山东大学在青岛复校,童第周回青岛参加复校工作,并任生物系教授、系主任。1951年任山东大学副校长。1955年,他当选为中国科学院学部委员并任生物学地学部副主任,兼中国科学院青岛海洋生物研究室主任,后该室改为青岛海洋生物研究所,任所长。1960年,生物学地学部分为生物学部和地学部,他任生物学部主任兼任中国科学院动物研究所研究员;1977年任动物研究所细胞遗传学研究室主任;1978年任中国科学院副院长。

朱鹤年,1925年同冯德培一起从郭任远领导的复旦大学心理系转到蔡翘领导的生物系。1926年,毕业后经蔡翘介绍到芝加哥大学赫利克实验室学习神经解剖学。赫利克教授原来就是蔡翘的导师,美国科学院院士,在神经解剖方面具有极深的造诣。1930年,朱鹤年在完成了美洲负鼠间脑的形态学研究之后,获芝加哥大学硕士学位。同年,他回国任中央研究院心理研究所研究员,积极筹建生理心理学及神经生理学实验室。1931年9月,经查尔斯教授介绍,他赴美国康奈尔大学深造,在神经解剖学家与临床神经学家詹姆斯-佩泊斯(James Papez,1883—1958)教授指导下,从事研究工作。詹姆斯-佩泊斯是美国著名的神经解剖学家,1937年

---

① Polge, C. (2006). "Sir Alan Sterling Parkes. 10 September 1900 – 17 July 1990: Elected FRS 1933". Biographical Memoirs of Fellows of the Royal Society, 52: 263 – 283.

提出了著名的"佩泊斯循环",即大脑中的一个涉及情感的皮质层控制的神经通路,因此声名远播①。1932年,朱鹤年获康奈尔大学哲学博士学位,回国后先后在河南医学院、湘雅医学院、江苏医学院工作,最后到华东人民医学院(第二军医大学前身)任生理学主任教授。1949年5月—1993年,他先后任华东人民医学院生理学主任教授、生理学教研室主任、教授、校专家组组长。朱鹤年在其回忆蔡翘的文章中提到1986年蔡翘给他写信,信中还指出他的缺点。朱鹤年深为蔡翘这种真诚待人、直言相告的美德所感动,一直视蔡翘为自己的做人和做学问的楷模。

沈霁春,1924年考入上海复旦大学生物系学习,跟童第周、朱鹤年一起选修蔡翘开设的生理学、神经解剖学和组织胚胎学课程;1928年毕业,到上海中央大学医学院进修生理学;1931年秋,作为郭任远的助手在南京中央大学任教,任动物学讲师,当时吴襄作为二年级学生选读他开设的动物生理学课。1933年,沈霁春转到浙江大学任教。1936—1939年,沈霁春去比利时根特大学任教,师从国际著名生理学家海曼斯教授②指导下学习,主要研究药物对颈动脉区化学感受器反射的作用、某些麻醉药物对蛙类垂体黑色细胞刺激素的作用,以及某些药物对防止氯仿和肾上腺素引起心室纤颤的作用。四年里他共发表了30篇论文,主要文章刊载于《国际药理学和治疗学杂志》(*Arch Intern Pharmaco dynet Therap*)。1939年,他获博士学位。多年后,海曼斯教授访问中国,提起中国学生沈霁春,对其刻苦精神仍赞不绝口。1940年,沈霁春返回上海,在雷士德医学研究所任研究员;1945年6月到华中解放区,任新四军军医学校教授;抗战胜利后随军北撤至山东临沂,任白求恩医学院教授;新中国成立后,先后在济南白求恩医学院、华东生理研究所主持教学和科研工作;1953年调任军事医学研究所研究员,1964年入海军医学研究所,任副所长。

二、蔡翘学术谱系的特点

(一)充满爱国情怀,立志科研救国

蔡翘生理学谱系中的第一代、第二代和第三代科学家大多出生于战火纷飞

---

① Papez J W. A proposed mechanism of emotion (1937) [J]. Journal of Neuropsychiatry and Clinical Neuroscience, 1995,7(1): 103 - 112.

② "Corneille Heymans-Biography". Nobelprize. org. http://www. nobelprize. org/nobel _ prizes/medicine/laureates/1938/heymans-bio. html.

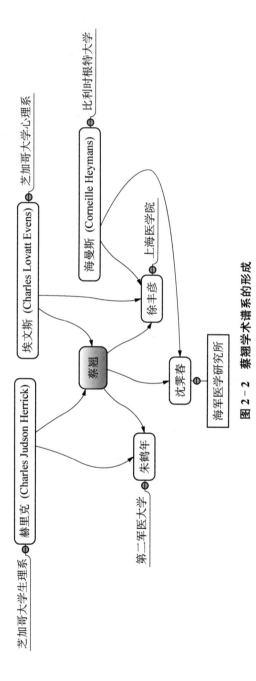

图 2 - 2 蔡翘学术谱系的形成

的年代。民族独立、国家富强是那个时代国民最大的期盼。当大批的青年投身革命、追求民主时,蔡翘生理学谱系中的大多数学子选择科学强国。他们刻苦钻研,发愤图强,甚至远涉重洋,追求科学真理,当学业有成的时候,毅然回国,投身教育,培育英才。他们身上时刻闪烁着一颗爱国主义的心,以及拥有一种科学救国的愿望。我国著名生理学家吴襄在《蔡翘教授对发展中国生理学的贡献》一文中写道:"在上海雷士德研究所时,物资供应较好,个人待遇较优厚,科研工作也较顺利,但在外国人机关中要培养本国人材就受到很大限制,更谈不到直接为祖国人民服务。因此蔡老不等合同期满,就毅然离开,宁愿到待遇低得多的南京国立中央大学开创新的工作基地。这种做法确是当时一般人很难办到的。"[①]1940年抗日战争时期,蔡翘还曾送一套自制仪器给延安经成都到香港采购药品器材的朋友。1943年夏,蔡翘作为中美文化交流交换教授与费孝通等6人应邀赴美讲学一年。在芝加哥大学讲演时,他向世界介绍了中国抗日战争的情况,呼吁国际社会援助,其讲演稿与其他教授的讲演稿一起被编成《来自中国的声音》一书,在美国出版,间接声援了当时中国的抗日活动。

童第周也是一个追求科学强国的典型例子。童第周在留学比利时攻读博士学位的早期,曾饱受其他学生的蔑视,类似于"中国人是弱国的国民"、"中国人太笨"等讽刺刺激着这个有志青年艰苦奋斗的决心。在异乎寻常的艰苦努力下,童第周在1934年以优异的成绩和科研成果顺利拿到博士学位。当时他的导师达克教授告诉他再等一年如再写一篇论文,还可再得一个特别博士。但童第周想:"要搞工作,应该回祖国去搞;有成绩,为什么要给别的国家?"因此,童第周放弃了"特别博士"学位,毅然回到了祖国。回国后,童第周夫妇一同到国立山东大学任教,实践他科学报国、科学兴国的梦想[②]。

(二) 潜心教书育人,培养青年英才

战争年代动荡的社会使得教学和科研工作变得分外艰难。因此,一旦有了安全稳定的环境,蔡翘生理学谱系中的早期科学家们又会迫不及待地开班授课,招收研究生,培养青年英才。徐丰彦在其回忆录中写道自己跟随南京中央大学西迁成都,"在成都五年时间里,虽然物资匮乏,又有敌机空袭骚扰,我仍坚持着进行教学和科研,我有一种适应能力,有什么研究设备就进行什么研究工作,不

---

① 吴襄. 蔡翘教授对发展中国生理学的贡献[J]. 生理科学,1982,Z1:15-21.
② 历史上的今天. 1979年3月30日生物学家童第周逝世. 人民网,2003.

苛求工作条件。所以这段时间内,研究工作进展比较快,完成了较多的研究论文"[1]。大连医科大学生理学黄龙教授在其追忆恩师吴襄的文章写道:"吴襄特别重视和关心年轻一代生理学工作者的培养和成长。新中国成立初期,我国生理学师资十分缺乏,远不能适应医学教育发展的需要。从 1951 年起,他接受卫生部委托,连续开办了三届生理学高级师资进修班,共培养了 26 名师资,像种子一样撒向全国各高等医学院校和科研机构,如今他们也都成长为院士、教授、研究生导师,继承着老师的事业。从 1955 年起,他又招收过数批生理学研究生。至于他 50 多年来培养的优秀医学人才,更是难以计数,他们正在全国各地为人民保健事业服务,'桃李满天下'之誉,吴襄老师是当之无愧的。"[2][3]此外,朱壬葆院士曾积极地指导吴祖泽(生理学家、中科院院士、军事医学科学院院长)研读一篇国外关于造血干细胞的研究文章,给吴祖泽指明了以后的研究方向[4]。

根据中国国家图书馆博士论文数据库的统计显示,徐丰彦在 1987—1991 年指导了 3 位博士生;蔡翘在 1988—1989 年指导了 4 位研究生;冯德培在 1990—1996 年指导了 6 位博士生;周金黄教授在 1988—2001 年指导了 9 位博士生;朱鹤年教授在 1984—1994 年指导了 13 位博士生。可见,这些老一辈的科学家即使在晚年也不放弃对青年后学的培养,为我国生理学的发展鞠躬尽瘁,无私无悔。

(三) 响应国家号召,开辟科学研究

新中国成立之后,国家百废待兴,各方面的人才奇缺。蔡翘生理学谱系的早期科学家们开始从事特殊环境生理学的研究,1954 年调入军事医学科学院,至 1957 年军事医学科学院成立的军事劳动生理研究所,担任所长,一直到"文革"前都领导了我国特殊环境生理学的研究,是中国军事劳动生理学、航空航天医学和航海医学的创始人。蔡翘不仅自身为我国航空航天生理作出了极大贡献,他还培养了诸多学生,包括:中国科学院院士庄祥昌、航空生理学家陈定一、中国生理学学会原理事长范明、军事医学科学院研究员柳川等,他们也成为当今我国航空航天生理学的领导者,为我国航空航天生理学的发展奠定了坚实的基础。

① 徐丰彦. 我的回顾[J]. 生理科学进展,1992,3(23):193 - 195.
② 黄龙. 学称一代宗师,德为后世楷模[A]. 大连医科大学报,2010.
③ 韩济生. 悼念吴襄老师[J]. 生理科学进展,1996,2(27):182.
④ 王来国. 追忆生理学家朱壬葆院士[J]. 科技视界,2011,34:20.

此外，朱鹤年教授于 1949 年 5 月，应邀到华东人民医学院任生理学主任教授，在十分困难的条件下开展了教学和科研工作，并且主编了 1952 年、1954 年、1957 年的全军军医大学《生理学》教材，为后来全军《生理学》教材的编写打下了基础[①]。如今他的学生路长林、由振东、戎伟芳、袁文俊等成为第二军医大学生理学系的中坚力量。

在传统气功和针刺麻醉研究方面，徐丰彦于 20 世纪 50 年代末开始着手研究气功以及针刺麻醉的生理学机制。他亲自带领教研组人员到气功疗养所和医院手术室，观察练功状态和针刺麻醉手术，并亲自体验针刺感觉，然后组织大家开展研究，甚至在"文革"期间都没有中断。1978 年后，徐丰彦组织教研组人员进行针刺调整机制的研究并且取得初步成果，阐明了针刺和刺激躯体神经对实验性高血压、低血压、心律失常、血容量改变以及防御反应的调整作用的生理机制，发表了一系列的研究论文[②]。

在中药研究方面，周金黄及其学生专注于阐明传统中药的药理学机制。周金黄在一篇学术思想专文中写道："我们有责任把中国古老的医药学的优秀传统哲理与现代医药学的发展结合起来，在中西医结合的道路上形成具有中国特色的现代药理学，它将为 21 世纪国际药学的发展作出我们中华民族的贡献。"[③]周金黄通过对党参、黄芪、枸杞等补益药对神经与免疫功能的调节等作用的研究，提出了神经、内分泌激素与免疫功能网络三结合作为中医药整体思想，开拓了天然药物研究的中西医结合道路。他的学生张永祥研究员（军事医学科学院科技部副部长兼中药及神经免疫药理研究室主任）主要从事药理学和医药战略研究，继续为我国传统中药的研究奉献力量。

近代中国动荡的社会现实决定了我国近代生理学举步维艰的发展历程，也决定了近代生理学家的教育和科研环境。以蔡翘为奠基人的生理学术谱系无法脱离近代中国的社会现实，因此必然会出现学校的搬迁、生理学工作者的颠沛流离以及生理学教育的无法延续。但是，即使在这样艰苦的环境下，以蔡翘为奠基人的生理学谱系依旧在历史的夹缝中生存下来。谱系中的生理学家们充满爱国主义的情怀以及科学救国的理想，将毕生的精力投注于科学研究以及教书育人的事业之中。直到新中国成立，国家恢复太平，教育和科研开始步入正轨，谱

---

① 第二军医大学. 纪念著名生理学家和医学教育家朱鹤年教授百年诞辰[J]. 第二军医大学学报，2005，1：5.

② 徐丰彦. 我的回顾[J]. 生理科学进展，1992，3(23)：193 - 195.

③ 周金黄. 在两种医学思想下探索我国药学的道路[J]. 生理科学进展，1985，16(1)：1 - 5.

系中的一批生理学家们(蔡翘、朱壬葆等)迫不及待地重新回归实验室,响应国家的号召,将科研与国家的迫切需要紧密结合起来,大力开展航空航天生理研究,开始了我国航空航天生理学发展的新纪元;此外,谱系中的另一批生理学家(朱鹤年、徐丰彦、周金黄等)则将注意力转向我国传统医学,包括气功、针灸镇痛以及中药,他们不仅将中国传统医学推向世界舞台,而且还用西方实验医学的手段提供了合理的解释。因此,以蔡翘为奠基人的生理学谱系无疑是带着时代的烙印,伴随着国家独立、民族富强的脚步逐步发展壮大的,在近代中国生理学发展史上有着举足轻重的作用。

第三节　蔡翘学术谱系的播撒

一、蔡翘学术谱系学术中心的播撒

从 1925—1990 年,在以蔡翘为奠基人的生理学谱系所包含的早期生理学家为蔡翘(第一届中央研究院院士)、童第周(第一届中央研究院院士)、朱鹤年、徐丰彦、朱壬葆(院士)、吕运明、冯德培(第一届中央研究院院士)、沈霁春、易见龙、周金黄、吴襄、季钟朴、宋少章、陈定一、程治平、李昌甫、张致一、金荫昌、方怀时19 人。其中,冯德培、徐丰彦、吕运明、易见龙都曾到北京协和医学院生理系跟随林可胜进修,所以他们同时归属林可胜谱系。此外,宋少章、陈定一、程治平和李昌甫是蔡翘在成都中央大学医学院招收的四名研究生。张致一是童第周在山东大学任教时的学生。金荫昌是周金黄的学生。蔡翘谱系的早期生理学家分散于全国各地,创建生理学系,开展生理学教学与科研,为我国现代生理学的建立与发展作出了卓越的贡献。

童第周,1934 年留学归国后,长期在山东大学动物学系任教,历任动物学系主任和山东大学副校长;1957 年任中国科学院海洋生物研究所所长,1959 年该所扩建为中国科学院海洋研究所,他仍任所长。1960 年,中国科学院生物地学部分为生物学部和地学部,他任生物学部主任兼任中国科学院动物研究所研究员。1977 年出任中国科学院动物研究所细胞遗传学研究室主任、副所长、所长。1978 年任中国科学院副院长。

朱鹤年,1949—1993 年先后在华东人民医学院任生理学主任教授、生理学教研室主任、教授、校专家组组长。

徐丰彦，1945 年初受聘为已迁重庆的上海医学院生理学教授。1946 年，上海医学院迁回上海。徐丰彦重建生理学科室，招聘人员，采购设备，先后担任生理学教研室主任，上海医学院教务长、基础医学部主任、院长顾问等职。

朱壬葆，1951 年任军事医学科学院生理系研究员，1958 年任军事医学科学院放射医学研究所研究员、副所长。

吕运明，1951 年应聘到青岛医学院，任教授、青岛生理学会理事长。

冯德培，从 1950 年开始先后担任中国科学院生理生化研究所研究员兼所长，生理研究所研究员兼所长。

沈霁春，1953 年任军事医学研究所研究员，1964 年担任海军医学研究所副所长。

易见龙，1946 年任湘雅医学院生理科和药理科主任，后任副院长。

周金黄，1946—1949 年担任武汉大学医学院教授代理院长、院长，兼附属医院院长；1950—1957 年担任北京协和医学院药理学科主任、教授；1958—1989 年任军事医学科学院防化医学药理毒理研究所副所长、所长。

吴襄，1950 年受聘于大连大学，筹建医学院生理学教研室，1950 年起先后任大连大学医学院生理学教研室主任。

季钟朴，1950 年担任哈尔滨医科大学校长，1987 年担任中医研究院院长。

宋少章，1949 年回国后历任第五军医大学副教授，第四军医大学训练部副部长、内科主任，中国医学科学院输血及血液学研究所智力血液学科学院输血及血液内科主任，核工业卫生研究所副所长，中国医学科学院肿瘤医院内科主任、研究员。

程治平，1949 年回国后历任湘雅医学院、武汉医学院副教授，哈尔滨医科大学副教授、教授。

李昌甫，1948 年回国后历任大连医学院和遵义医学院生化教研室主任、教授。

陈定一，1954 年筹建第一军医大学航空医学系，培养了航空医生和进修生 129 名，1958 年调到军事医学科学院劳动生理研究所航空保障研究室工作。

张致一，1957 年回国后，1957—1959 年追随童第周任中国科学院海洋生物研究所（现海洋研究所）副研究员；1959—1990 年任中国科学院动物研究所研究员、室主任、副所长，生殖生物学开放研究实验室主任。

金荫昌，1949 年加州大学医学院博士毕业后，1950 年起先后担任协和医学院教授，中国医学科学院下辖的药物研究所及基础医学研究所药理研究室主任，首都医科大学药理学室主任、教授。

二、蔡翘学术谱系第三代生理学家的继承与发展

蔡翘学术谱系第三代生理学家的发展跟林可胜学术谱系颇为相似，都是在新中国成立的时代背景之下，社会经济的安稳和发展为生理学的发展带来了重大契机。随着蔡翘生理学谱系的第一代和第二代生理学家分散于全国各地，更多的有志青年投身于生理学的科研与教学之中，因此第三代生理学家在数量上要明显多于第一和第二代生理学家。

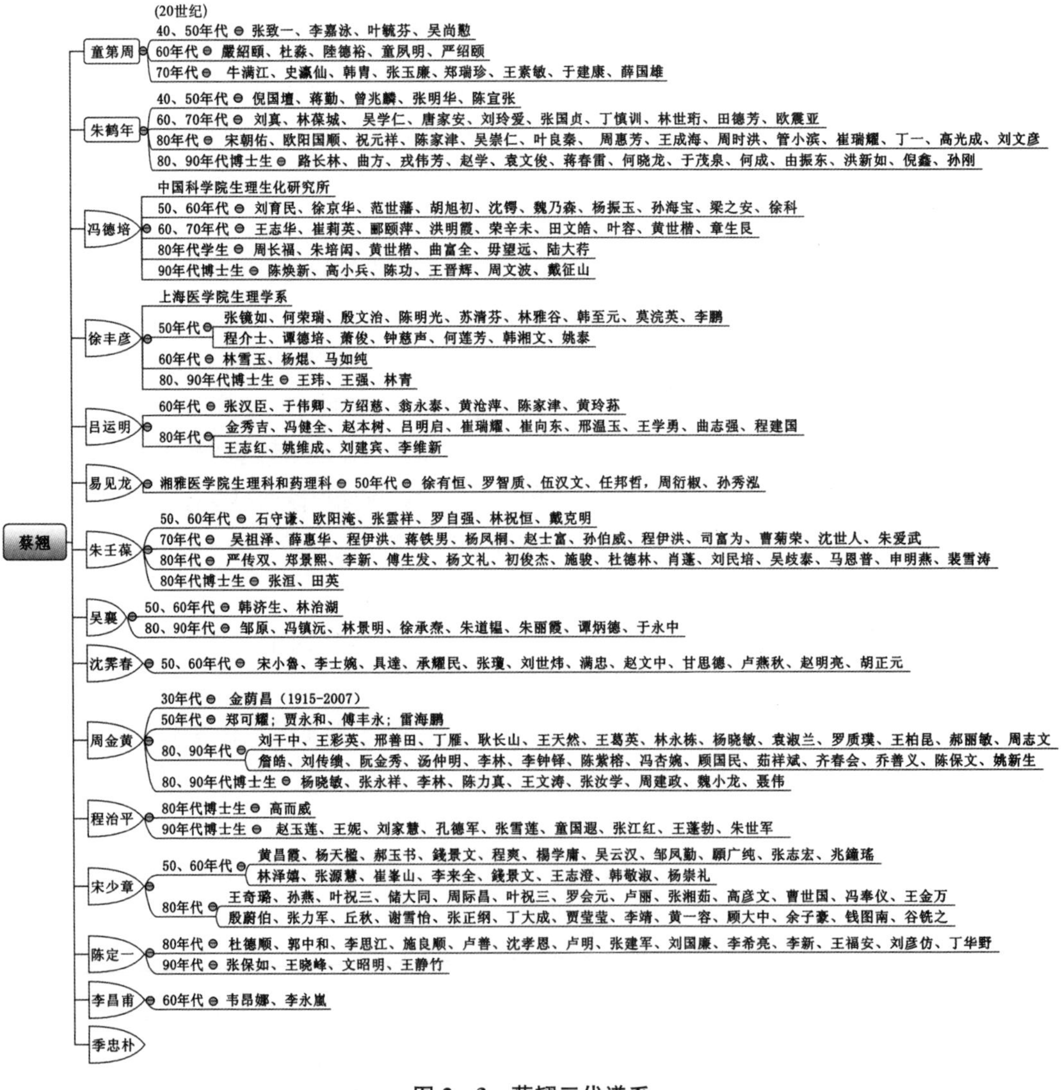

(20世纪)
蔡翘
童第周
40、50年代 张致一、李嘉泳、叶毓芬、吴尚懃
60年代 嚴紹頤、杜淼、陸德裕、童夙明、严绍颐
70年代 牛满江、史瀛仙、韩胄、张玉廉、郑瑞珍、王素敏、于建康、薛国雄
朱鹤年
40、50年代 倪国壇、蒋勤、曾兆麟、张明华、陈宜张
60、70年代 刘真、林葆城、吴学仁、唐家安、刘玲爱、张国贞、丁慎训、林世珩、田德芳、欧震亚
80年代 宋朝佑、欧阳国顺、祝元祥、陈家津、吴崇仁、叶良秦、周惠芳、王成海、周时洪、管小滨、崔瑞耀、丁一、高光成、刘文彦
80、90年代博士生 路长林、曲方、戎伟芳、赵学、袁文俊、蒋春雷、何晓龙、于茂泉、何成、由振东、洪新如、倪鑫、孙刚
冯德培
中国科学院生理生化研究所
50、60年代 刘育民、徐京华、范世藩、胡旭初、沈锷、魏乃森、杨振玉、孙海宝、梁之安、徐科
60、70年代 王志华、崔莉英、郦颐萍、洪明霞、荣辛未、田文皓、叶容、黄世楷、章生艮
80年代学生 周长福、朱培闳、黄世楷、曲富全、毋望远、陆大荇
90年代博士生 陈焕新、高小兵、陈功、王晋辉、周文波、戴征山
徐丰彦
上海医学院生理学系
50年代 张镜如、何荣瑞、殷文治、陈明光、苏清芬、林雅谷、韩至元、莫浣英、李鹏
程介士、谭德培、萧俊、钟慈声、何莲芳、韩湘文、姚泰
60年代 林雪玉、杨焜、马如纯
80、90年代博士生 王玮、王强、林青
吕运明
60年代 张汉臣、于伟卿、方绍慈、翁永泰、黄沧萍、陈家津、黄玲荪
80年代 金秀吉、冯健全、赵本树、吕明启、崔瑞耀、崔向东、邢温玉、王学勇、曲志强、程建国
王志红、姚维成、刘建宾、李维新
易见龙
湘雅医学院生理科和药理科 50年代 徐有恒、罗智质、伍汉文、任邦哲，周衍椒、孙秀泓
朱壬葆
50、60年代 石守谦、欧阳淹、张雲祥、罗自强、林祝恒、戴克明
70年代 吴祖泽、薛惠华、程伊洪、蒋铁男、杨凤桐、赵士富、孙伯威、程伊洪、司富为、曹菊荣、沈世人、朱爱武
80年代 严传双、郑景熙、李新、傅生发、杨文礼、初俊杰、施骏、杜德林、肖蓬、刘民培、吴歧泰、马恩普、申明燕、裴雪涛
80年代博士生 张洹、田英
吴襄
50、60年代 韩济生、林治湖
80、90年代 邹原、冯镇沅、林景明、徐承焘、朱道锟、朱丽霞、谭炳德、于永中
沈霁春
50、60年代 宋小魯、李士婉、具逵、承耀民、张瓊、刘世炜、满忠、赵文中、甘思德、卢燕秋、赵明亮、胡正元
周金黄
30年代 金荫昌（1915-2007）
50年代 郑可耀；贾永和、傅丰永；雷海鹏
80、90年代 刘干中、王彩英、邢善田、丁雁、耿长山、王天然、王葛英、林永栋、杨晓敏、袁淑兰、罗质璞、王柏昆、郝丽敏、周志文
詹皓、刘传缵、阮金秀、汤仲明、李林、李钟铎、陈紫榕、冯杏婉、顾国民、茹祥斌、齐春会、乔善义、陈保文、姚新生
80、90年代博士生 杨晓敏、张永祥、李林、陈力真、王文涛、张汝学、周建政、魏小龙、聂伟
程治平
80年代博士生 高而威
90年代博士生 赵玉莲、王妮、刘家慧、孔德军、张雪莲、童国遐、张江红、王蓬勃、朱世军
宋少章
50、60年代 黄昌霞、杨天楹、郝玉书、錢景文、程爽、楊学庸、吴云汉、邹凤勤、顾广纯、张志宏、兆鐘瑤
林泽嬉、张源慧、崔峯山、李来全、錢景文、王志澄、韩敬淑、杨崇礼
80年代 王奇璐、孙燕、叶祝三、储大同、周际昌、叶祝三、罗会元、卢丽、张湘茹、高彦文、曹世国、冯奉仪、王金万
殷蔚伯、张力军、丘秋、谢雪怡、张正纲、丁大成、贾莹莹、李靖、黄一容、顾大中、余子豪、钱图南、谷铣之
陈定一
80年代 杜德顺、郭中和、李思江、施良顺、卢普、沈孝恩、卢明、张建军、刘国廉、李希亮、李新、王福安、刘彦仿、丁华野
90年代 张保如、王晓峰、文昭明、王静竹
李昌甫
60年代 韦昂娜、李永嵐
季忠朴

图 2-3 蔡翘三代谱系

童第周,作为蔡翘学术谱系的第一代科学家,其对两栖蛙类和文昌鱼类的胚胎发育研究为整个学术谱系支链奠定了理论基础。童第周所展现出来的高超的实验技术(例如"童鱼"(文昌鱼)的克隆)、严谨的治学精神以及对于科学的热情无疑对其学生张致一产生深刻的影响。在学术传承方面,无论是其学生张致一,还是张致一的学生刘以训,都曾围绕着胚胎发育的机制进行更深入的研究,并在此基础上向生殖生理方面的拓展和延伸。

张致一,1937年于山东大学三年级时跟随童第周从事实验胚胎学研究,大学毕业后受聘随童第周分别在中央大学医学院解剖系、同济大学生物系任助教,1959年随童第周转至北京动物研究所后任研究员。无论是实验技术还是治学精神上,他都深受童第周的感染。在学术道路上,张致一进一步深入地对两栖蛙类的胚胎进行研究,偏重于内分泌激素调节在胚胎性别分化中的作用。此外,张致一进一步证明了文昌鱼在动物生殖内分泌系统进化中的过渡作用。刘以训,1963年从复旦大学毕业后,报考中国科学院动物研究所张致一的研究生,从此拉开了他毕生致力于生殖学研究的序幕。张致一后期专注于生殖内分泌的研究,而刘以训作为他的学生,在学术上继承了张致一的生殖学研究,并且将研究的深度进一步推向了分子生物学领域,如用基因的协调表达来解释卵巢排卵的原因以及相关基因对精子发生和黄体萎缩的影响。此外,刘以训和张致一对文昌鱼的生殖生理的研究则是对童第周研究领域的一种传承和深入。

朱壬葆,是我国著名的实验血液学家。20世纪70年代,他就认识到造血干细胞的研究无论在理论上或在放射病治疗方面都有极其重要的意义。在经过了早期的文献收集和整理之后,自70年代中期起,他和他的同事们开始造血干细胞的实验研究,内容包括对造血干细胞的性能及其测试方法,在放射损伤中造血干细胞的数量变化及其恢复特点等。此外,朱壬葆还积极推进造血干细胞的移植研究以及造血干细胞的体外长期培养研究。1984年,朱壬葆指导研究人员通过小鼠胎肝造血干细胞体外长期培养和移植的实验研究,在国内外首次成功地培养和繁殖了胎肝造血干细胞,证明了经体外培养和繁殖的造血干细胞具有正常的生物学性能,并且用这些造血干细胞成功地治愈了重度急性骨髓型放射病,并用以克服或减轻移植物抗宿主病的症状。

朱壬葆的学生吴祖泽,也是我国著名的实验血液学家,他继承并且深化了朱壬葆在造血干细胞方面的研究。吴祖泽系统研究了造血干细胞的对辐射损伤的修复作用。吴祖泽还将胎肝移植和造血干细胞应用于白血病的治疗,并且对胎肝在刺激造血和肝细胞生长方面也有深入研究,为人类医治白血病、放射病、重症肝炎等病症作出了重大贡献。

　　蔡翘，在抗日战争期间及抗战胜利后的一段时间里，主要研究血液生理这一领域，包括红细胞脆性和溶血、抗溶血机制，阐明了脾脏与红细胞渗透脆性的关系及其影响因素及机制；发现胆固醇是正常血浆中的主要抗溶血物质，免疫的溶血性血清中存在一种"抗胆固醇因子"，它可以对抗胆固醇的抗溶血功能；发现了血清缩血管物质中除血小板解体时释放的组织胺外，还有非组织胺物质等。宋少章作为蔡翘抗战时期的硕士研究生，其研究领域基本上是继承了蔡翘的研究方向，在一般血液学和溶血性贫血、白血病、营养性贫血、淋巴瘤等的治疗方面研究较深并且撰有《强烈化疗与造血功能抑制的处理》等论文，担任中国医学科学院输血及血液学研究所血液内科主任，以及中华医学会血液学会副主任委员。储大同作为宋少章的学生，于1979年考取协和医科大学研究生，从师宋少章教授研究恶性淋巴瘤的免疫球蛋白分泌规律。这也决定了此后储大同的研究方向为肿瘤医学。储大同现任中国医学科学院肿瘤医院内科主任兼生物治疗中心主任、中国抗癌协会临床肿瘤学协作中心（CSCO）主任委员、中国协和医科大学肿瘤医院临床药理基地和国家抗肿瘤药GCP中心副主任等职务。从蔡翘到宋少章，再到储大同，他们体现了学术上的传承与分化，并且有一种逐步细化的倾向。这是与现代科学的逐步细化的发展趋势是一致的。

第三章　泌尿外科学家吴阶平学术谱系研究

　　一般来说，一个学术谱系可以划分为萌芽、成长、发展和成熟四个阶段。对泌尿外科学家吴阶平学术谱系的研究，即采用了此框架。

　　谱系的萌芽阶段，可能只有少量的专门从事该学科或涉及该学科的相关人员，在中国近代史背景下，他们大都具有留学背景，是把国外的先进科学技术带回国内的第一批新生力量。他们往往是该学科的奠基人、创始人，是谱系的萌发时期。这一阶段从学科建制上来说，对应的是学科的"前建制化"时期，即该学科并没有形成自己的学科建制，只有部分专业或非专业人员从事该学科的科研或临床活动，并没有形成一门新的学科，或从原来的学科中分划出来。对于泌尿外科学来说，这一阶段可以从 20 世纪 20 年代到新中国成立前，代表人物当属谢元甫。

　　谱系的成长阶段，从事该学科的专业人员已经经过了第一波繁衍，虽然数量有限，但萌芽时期学科奠基人播撒的种子已经逐渐生长出学科的经络。通常，此阶段对应的是学科建制化的早期，此时新的学科已经独立或形成，该学科的专业知识已经完成了"本地化"的过程，相关科研或临床工作已经熟练地在国内开展，开创学科的奠基人的学生已经成长为学科的中坚力量，相比于钻研精进的科学原理，他们更注重于用所学知识服务于中国的本土需求，借此也积累了大量的实践经验，从实践中获得研究成果，但学科的凝聚力、创新性、国际化等方面还有很多不足。对于泌尿外科学来说，谱系的成长阶段可以从新中国成立后到"文革"结束。本研究将此阶段的代表人物选定为吴阶平，可以将他理解为我国泌尿外科学学术谱系中的"第一代"。当然，吴阶平主要参与北京地区泌尿外科学的学科建制和学术谱系的构成，其他地区也不乏优秀的泌尿外科学人才，但考虑到吴阶平首屈一指的学科地位，以及在泌尿外科学学科发展中起到的重大作用，故而选取他作为本研究的中心人物，其他地区的学术谱系暂不论及。

　　学术谱系的发展阶段，是学术谱系的进一步发展壮大，涉及的一般是谱系第一代人物的学生，他们人数更加庞大，教育模式更为专业化，科研重点也不再仅满足于当前的本土需求,而是逐渐向国际前沿靠拢。此阶段的学科建制化已经趋于成熟,学科凝聚力大增,已经形成了非常专业的学术圈子,如果说开创时期的医学家只是国外先进科学技术的引路人,第一代是本土化的实践者,那么这一时期的第二代谱系人物,已经可以称为该学科的专业科学家了。对于泌尿外科学来说,这一阶段可以包括"文革"前后到 20 世纪 80 年代。值得指出的是,由于"文革"的政治特殊性及其对学科发展造成的巨大冲击,"文革"也成为谱系发展的一个断点,而对第二代人物的研究,往往是跨越这一断点的,故而也不可完全拘泥于时间节点来划分代际。

谱系的分化阶段对应的是学科建制化在成熟基础上,再次细分后的再建制化(后建制化)阶段。由于第二代人物的科研工作更为深入、细分,此时学科会出现更加专业化的现象,而此时恰如原谱系的萌芽一样,新的次级学科的学术谱系又开始萌发。对于我国的泌尿外科学来说,这一阶段可以从 20 世纪 90 年代开始,延续至今。

第一节　谱系的萌芽: 20 世纪二三十年代

一、我国泌尿外科学的"前谱系"阶段

所谓泌尿外科学的"前谱系"阶段,是指缺乏从事泌尿外科学诊疗活动的专业人员或相关人员没有形成学术谱系的时期。以历史的眼光来看,这一时期既涉及中国自古已有的中医学中的泌尿外科学手段,也包括自 19 世纪中期始中国境内教会医院等西医医院开展的泌尿外科学诊疗。

我国古代中医药学博大精深,对泌尿外科相关疾病及其治疗的记载有着非常悠久的历史。早在春秋战国时期的《五十二病方》中,就记载了对泌尿系统结石的诊治。秦汉时期《武威汉代医简》也较为详尽地记载了泌尿系统结石的治疗方法。古代的泌尿外科疾病临床表现多为结石或器质性病变引起的尿潴留,故在外科应用方面,集中体现在导尿术的发明和改进。

杜勇的《中国古代导尿术应用史略》较为全面地汇总了古代医籍中对导尿术的记载,并在时间顺序的基础上,根据其操作材料和手法对导尿术进行了划分,分别是口吹-液体倒灌式(葛洪、陈延之)、葱管-口吹式(孙思邈)、葱管-药物-口

吹式(张文仲、王焘)、翎管-间接吹气法(罗天益)。

一般认为,唐朝的孙思邈是中国乃至世界上第一个运用导尿术的医者,但杜勇的研究发现,最早的导尿术记载应源自晋朝。李时珍《本草纲目》草部第 18 卷"王瓜"条引晋葛洪《肘后方》曰:"小便不通,土瓜根捣汁,入少水解之,筒吹入下部";"大便不通,上方吹入肛门内,二便不通,前后吹之取通。"这是目前所能见到的最早的关于导尿术应用的中医文献。文中的"下部"指的应是尿道口,"筒"应为导尿工具,但并不能明确是否是固定器械还是可以就地取材;其操作手法是"吹",即吹气,但并没有说明筒应插入多深,吹气应有何标准,因此可以推测,操作的成功率不高。而采用的土瓜根汁稀释液,应为疏通药剂和增加压力之用,一方面疏通之效如当今临床上常用来疏通大便的"开塞露",另一方面吹入一定量的液体,也可增加膀胱内压力,达到排尿的目的。另外,是否还可大胆假设,吹入液体而非单纯吹气,还有可能起到保护医疗人员免遭患者尿液喷呛的可能性。南北朝时期,陈延之的著作中再次引述了这种导尿术,"取生土瓜根,捣取汁以少水解之筒中,吹内下部即通"。可见,这一方法一直被医家所沿用。

至唐朝,孙思邈在《备急千金要方》中记述了葱管一口吹式导尿术:"凡尿不在胞中,为胞屈僻,津液不通,以葱叶除尖头,纳阴茎孔中深三寸,微用口吹之,胞胀,津液大通便愈。"这段文字详细记载了导尿术的适应症、导尿工具(葱叶除尖头)和操作办法,更申明了葛洪未记录的问题,即插入深度(三寸)和吹气力度(微),甚至说明了其导尿原理,即通过气体吹入膀胱,造成"胞胀",产生压力,使尿液排出,其成功率应该比前文所述要高。而且,孙思邈巧妙地使用了葱管这一工具,对尿道损伤小,对于当时的技术水平来说,已经是非常先进的方法了。

孙思邈的导尿术没有用到药物。王焘《外台秘要》卷 27 中引述了张文仲《救急方》中的记载,就将孙思邈的导尿术与导尿药物相结合,是为葱管-药物-口吹式导尿法,"救急主小便不通方:取印成盐七颗,捣筛作末,用青葱叶尖盛盐末,开便孔内叶小头于中,吹之令盐末入孔即通,非常之效"。盐末是否具有利尿的作用不得而知,而是否使用药物辅助,反映的是医者对疾病的认识和治疗理念的不同。这一方法从根本上讲,其原理与孙思邈导尿术应并无太大差异,但只强调将盐末吹入尿道,并未达到膨胀膀胱的效果,成功率可能不高。

杜勇认为,以上三种导尿术,虽原理相通,但彼此间并没有继承发展的关系。葛洪、孙思邈、张文仲三人均各自独立地发现并运用了导尿术。因此,从医学史意义上讲,三者均各自具有首创性,从时间上看,葛洪更早些。

到元朝,医家对早期的导尿术进行了多方位的改进。一方面,葱管质地软、脆,虽可保护尿道,但操作较为困难;另一方面,古代医家多为男性,口吹式对女性病人不太适宜。元代罗天益在《卫生宝鉴》卷17"胞痹门"中有了改良的导尿术:"薪有一妓,病转脬,小便不通,腹胀如鼓,数月垂死,一医用猪脬吹胀,以翎管安上,放在小便出里头,捻胖气吹入,即大尿而愈。"这段记载中,用翎管代替了葱管,解决了材质过于软、脆的问题,另用猪膀胱吹成气囊,与翎管相接后,形成手动吹气装置,代替用嘴直接吹气,适用于女性患者。而且操作过程更为考究,猪脬、翎管与患者膀胱三者构成一个封闭体系,将气体压入患者膀胱后,除了利用患者膀胱的压力外,导尿工具还兼有负压吸引作用,因此方法上更先进,成功率也大为提高。

明朝时期,导尿术已经日趋成熟,并得到广泛应用,大量的医学文献均有相关记载,如李时珍《本草纲目》、王肯堂《证治准绳》、朱橚《普济方》、孙一奎《赤水玄珠》、张景岳《景岳全书》等。其中,《本草纲目》几乎引述了所有古代文献中关于导尿术的描述。在临床上,李时珍:"葱管吹盐入玉茎内,治小便不通及转脬危急者极有捷效,余常用治数人得验。"可见临床经验已经十分丰富,应用比较频繁。在《赤水玄珠》和《证治准绳》中出现了完全相同的描述:"用猪尿胞一个,底头出个小窍,用翎筒通过,放在窍内,根底细线系定,翎筒口子细杖子堵定,上用蜡封尿胞口头,吹满气七分,系定了,再用手捻定翎筒根头,放了黄蜡,堵塞其翎筒放在小便头,放开翎管根头手,其气通入里,自然小便下,神效。"可见这种描述已不是罗天益记载的个案,已经形成了操作规范和理论,获得了医家的一致认可并大量实践。

总体来说,导尿术的应用工具,从不明具体的"筒"到"葱管",再到"翎管",逐步克服了材质上的弱点;操作方式从口吹,到利用猪膀胱做成气囊,逐步克服了操作的不便;而使用的利尿药物等,也有所改良,从个案记载到达成共识,从独立实践到形成理论,我国古代导尿术的临床应用已经十分广泛和成熟,很多技术创新是世界领先的。但由于当时工业生产的局限性,古代中医药临床应用一直停留在天然材料、人工操作的层面,没能产生质的飞跃。而且,在19世纪之前,中国历代医药学家中,并没有人专门从事泌尿外科研究。在传统的中医药学中,泌尿外科也没有像骨伤科那样形成一门独立的学科门类。

鸦片战争前后,随着大量教会医院的兴建,西医诊疗泌尿外科疾病的技术手段也逐渐传入中国。1828年,英国传教士高立支,在澳门建立了当时中国第一个教会医院。现今的中山大学附属第二医院是由美国传教士伯驾(P. Parker)创建于1835年11月,这是有历史记载的中国最早的西医院,当时称博济医院。

1886年,孙中山先生曾在此学习医学并从事革命活动。在中国西医史上,1844年,博济医院首次记录了泌尿外科手术,即伯驾医师开展的首例经会阴膀胱切开取石术。1856年,博济医院的嘉约翰(J. Kerr)医师成功地施行了经尿道盲目碎石钳机械性粉碎膀胱结石术,这也是有案可查的国内首例经尿道膀胱碎石术。据博济医院建院100周年(1935年)统计,该院共施行泌尿系统结石手术4 041例,其中膀胱结石3 456例。1844年英籍医师洛克哈特(William Lodhart)在上海市开埠创办仁济医院。1860年(清咸丰十年),英国基督教会创办了福州圣教妇孺医院。1866年(清同治五年),英国基督教会在福建省福州市仓山塔亭旁(今福州市上藤路)建立海港医院。1885年(清光绪十一年),英国基督教圣公会派英籍医师在福州市霞浦创办了福宁博济医院,院内还设有西医学校,专门培养中国医师。1881年,英国基督教会惠师社在广东省佛山市建立了广济医局(佛山第一医院前身,1946年改名为循道医院)。19世纪80年代,葡萄牙军队侵占我国领土澳门后,相继建立澳门镜湖医院和仁和伯爵综合医院,分别为中医和西医医院。1892年,孙中山先生曾到澳门镜湖医院担任义务西医医师,开创该院西医之先河。

在此期间,全国各地也陆续建立了许多教会医院,如较早的有湖北省汉口仁济医院(1882年,现武汉协和医院)、江苏省苏州博习医院(1883年,现苏州大学附属一院)、辽宁沈阳盛京施医院(1883年)、广东省海口福音医院(1885年)、江苏省南京马林医院(1892年,现南京大学附属鼓楼医院)、江苏省徐州女医院(1987年)等。19世纪末,西方基督教会在安徽省芜湖(1888年)、合肥(1898年)、安庆(1902年)、怀远(1909年)等城市创办了一批基督教医院。当时,沈克非曾在芜湖市弋矶山医院任外科主任。1892年,加拿大基督教会在四川省成都市创办四圣祠北街福音男医院(现存仁医院),1896年,在其附近后巷子建立福音女医院(现仁济医院)。1909年,英国、美国、加拿大办的几所教会在成都联合创办私立华西协和大学,1910年正式招生;1913年设立医科(现四川大学华西医学中心),1914年正式招生,并以四圣祠北街的福音男医院和福音女医院为教学医院。1915年,医科的教程中已将泌尿外科作为一门独立的课程,安排在第6学期,当时课程名为"阴阳尿经病症",后又改称"生殖尿具学"[1]。

20世纪初期,又有许多教会西医院及爱国华侨募捐集资的医院在中国建成。例如,1901年,法国天主教会建立的海口中法医院;1904年,英国教师金纯

---

[1] 那彦群,孙则禹,叶章群. 中国泌尿外科学史[M].上海:第二军医大学出版社,2007.

仁(J. H. Taylor)在河南省开封市建立了河南省首家西医院——福音医院(现河南省人民医院);1906 年,美国医师胡美在湖南省长沙市开办雅礼医院;1908年,江苏省无锡市的基督教会开办普仁医院。在我国东北三省,当时属日本的势力范围,日本"南满"铁道株式会社在辽宁省沈阳市建立日本赤十字奉天医院(1909 年)和"南满"医学堂(1911 年)。1911 年,英国圣公会在福建省福州市柴井医院举办福州协和医学校,校长由柴井医院英籍教师金纯仁担任。同期,西方教会在四川省的成都、重庆、乐山、宜宾、遂宁、自贡等地(市)也陆续建立了教会医院及诊所。1918 年,顾毓琦创办上海同德医学院。

上述记载的这批医院的建立,虽然是西方医学殖民化的体现,但先进的西方医学技术的传入为中国医学的现代化进程注入了动力。这些医院的外籍医生中已有兼职的泌尿外科医师,许多医院都有开展阴茎部分切除、睾丸切除、膀胱切开取石等中小手术的记载,也有过少量开展肾切除、前列腺切除等手术的记录。据有关史料记载,在这一时期开展的泌尿外科手术中,已有中国医师担当手术第一助手的记录。

二、我国泌尿外科学奠基人谢元甫

我国现代泌尿外科学的起点,当追溯到被誉为我国泌尿外科学奠基人的谢元甫。

谢元甫祖籍广东,1887 年 9 月 17 日出生于夏威夷檀香山。当时夏威夷由西班牙统治,1898 年美西战争后方属美国。谢元甫的英文名字是 George Y. Char。广东客家语读"谢"如"查",因此以"Char"为姓;George 则是英文名字;"Y"则是"元甫"英译的字头。

1902—1906 年,谢元甫在檀香山当地读中学;1906 年 19 岁时回到中国,进入武昌文华大学(Boone University)读医预科,并于 1910 年进入上海中国哈佛医学院学医;1914 年,谢元甫顺利毕业并获得医学博士学位。上海中国哈佛医学院创办于 1911 年,由上海圣约翰大学办医预科,其他大学毕业者亦可报名投考。1914 年第一班毕业生 5 名。1916 年该校停办。1914—1917 年谢元甫在武昌中华圣公会同仁医院任内外科住院医师。1918 年,谢元甫得到了去美国进修的机会,前往纽约长岛学院医院任泌尿外科住院医师。同年,谢元甫又进入美国纽约贝尔维尤(Bellvue)医院,成为那里的外科住院医师。1920 年,谢元甫回到中国,进入北京协和医学院,任外科学助教。1923 年,冯玉祥部队在北京时,谢元甫为他的部队培训医务人员并任冯玉祥的名誉医学顾问。1924 年,在美国约翰·霍普金斯医学院的布拉迪泌尿外科研究所(The James Buchanan Brady Urological Institute)进修,受到"现代泌尿外科之父"休·扬(Hugh Hampton Young)的培养,1926 年回国。

　　休扬是美国著名的泌尿外科学专家,1870 年出生于得克萨斯州圣安东尼奥市。1891 年他从弗吉尼亚大学毕业,此前短短四年间,他在此获得了文学学士、文学硕士和医学博士学位。1895 年,他开始在约翰·霍普金斯医学院布拉迪泌尿外科研究所从事教学科研与临床工作,两年后,年仅 27 岁的休·扬成为此研究所的泌尿外科主任。休·扬在医学上的贡献包括很多应用于外科手术的发明,例如:前列腺深层缝合针,用于前列腺切除术中的扬氏钻头等;还有广为人知的红药水也是他和同事的发明。1904 年 4 月 7 日,他首次将经会阴前列腺切除术应用于前列腺癌的治疗。经会阴前列腺切除术 1891 年由乔治·古德费洛医生首次进行,之前的手术目的是治疗由前列腺肥大引起的膀胱问题。第一次世界大战期间,休·扬是美国陆军少校,负责法国境内美国步兵的性病防治。此外,他还对航空飞机制造有很大的兴趣。1940 年,休·扬出版了一部个人传记,同年离开了他工作大半生的约翰·霍普金斯医学院布拉迪泌尿外科研究所,1945 年 8 月 23 日去世。美国泌尿协会为纪念他专门设立了休·扬奖。

　　1926 年,谢元甫回到北京协和医学院后,成为那里的外科讲师,然后他专注于泌尿外科学,在比较短的时间内把泌尿外科发展起来,使泌尿外科在外科中首次成为一个独立的专业。1927 年,谢元甫兼任北京中央医院医务主任;1928 年,升任北京协和医学院泌尿外科副教授,同年兼任中央医院院长;1930 年,成为北京协和医学院泌尿外科教授。谢元甫在协和医学院从讲师升到副教授,从副教授升到教授都只隔两年时间,这在协和医学院是空前的,而他在中央医院的兼职,从医务主任到院长也只有短短三年,其在职称和职务上的快速提升,也从一个侧面反映了他在临床工作和培养人才方面的贡献突出。1936 年,协和医学院拟请他担任协和医院代理院长。北京协和医学院时任美籍院长曾说:迄今为止谢元甫是在中国训练的、最有成就的中国学生。

　　谢元甫的代表性著作也主要产生于这一时期,包括:《良性前列腺炎》(《中华医学杂志》,1936 年)、《重复肾和输尿管》(《泌尿外科学杂志》,1936 年)、《泌尿外科教学》(《医学教育》,1936 年)、《尿外渗研究 30 例》(《中华医学杂志》,1936 年)、《男性尿道创伤性狭窄》(《中华医学杂志》,1937 年)、《先天性孤立肾》(《中华医学杂志》,1936 年)等。

1942年初,北平沦陷后,北京协和医院被迫停办,直到1948年5月才得以恢复。北京协和医院停办期间,谢元甫在北京行医。复院后,谢元甫又回到北京协和医院,并兼任协和医学院外科顾问。1950年2月19日,谢元甫因脑血管意外右侧偏瘫,失语住院卧床,1951年1月30日于北京逝世。

谢元甫在中国行医的几十年,中国的政治、社会环境都极不稳定,中国土地上的西方医学,经历的是"从无到有"的过程。在这种条件下,谢元甫筚路蓝缕,努力创造条件,从国外吸收先进技术,在国内总结临床经验,将泌尿外科发展为一门独立专科,将现代外科的诊疗方法更为精确、广泛地用于泌尿系统疾病的诊疗中。虽然受限于彼时种种条件,谢元甫在科研上的建树似乎有限,与如今的国际名家不能比拟,但将其称为中国西医泌尿外科学的奠基人,他是当之无愧的;说当代中国泌尿外科学谱系由他萌发,也是有理有据的。当然最关键的是,辛勤耕耘的谢元甫,在尽心尽力对待临床工作之外,也综合精湛医术和远见卓识,全心投入培养了下一代泌尿外科学人才,当代中国泌尿外科学家学术谱系自此开始成长。

第二节　谱系的成长:20世纪四五十年代

谢元甫自己虽然只进行一般的临床研究,但很重视临床工作中研究意识的培养和基础性研究的开展。在培养学生方面,他很注重提高他们的研究能力——他的学生们后来的发展就是他远见卓识的最佳证据。谢元甫培养的学生,比较有代表性的包括施锡恩、许殿乙、虞颂庭、吴阶平(见图3-1)。

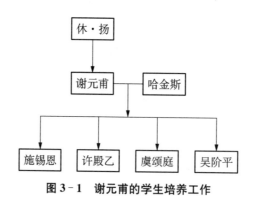

图3-1　谢元甫的学生培养工作

1938年,谢元甫访问了美、英13个著名泌尿外科机构,认为美国芝加哥大学的哈金斯(Charles B. Huggins)教授在泌尿外科的科学研究工作最为突出,第二年便送施锡恩到那里学习,随后他送去了许殿乙、虞颂庭和吴阶平。哈金斯,1901 年出生于加拿大新斯科舍省哈利法克斯,1924 年获美国哈佛大学医学博士学位,在美国密歇根大学任教。他主要从事泌尿生殖外科研究。20 世纪 30 年代后期,他设计了前列腺的实验研究方法,用实验模型证明雄激素促进前列腺增长,使前列腺液的量增多,雌激素的作用则相反,从而证明前列腺对性激素的依赖性。他发现从血清磷酸酶浓度的变化中可以了解前列腺癌的变化,随后又进一步研究性激素对有广泛转移的前列腺癌患者的影响;1941 年报告抗雄激素治疗可使绝大部分前列腺癌患者得到长期缓解。这一研究成果第一次证明全身性治疗对恶性肿瘤有效,为癌症治疗开辟了一条新途径——化学治疗。在此以前,癌症完全依靠局部治疗(手术或放射治疗)。哈金斯因此获得 1966 年诺贝尔生理学或医学奖。这也从一个侧面说明谢元甫确有知人之明。

一、施锡恩

作为谢元甫培养的第一位学生,施锡恩也是中国泌尿外科创始人之一。施锡恩 1904 年 2 月出生于苏州的一个医生之家。其父施亦临是一位基督教徒,在家乡苏州跟随教会里的外国传教士学习西医,之后就在苏州、无锡等地行医。父亲希望施锡恩能够继承他的衣钵,当一名医生治病救人。1921 年,施锡恩考上北京协和医学院预科。当时,每年投考协和医学院的学生很多,但被录取的名额每年不超过 25 人。这 25 名学生经过严格的入学考试,在进入本科之前,必须先进入医预科学习生物、物理、化学和中文、外语,打好自然科学和语文的基础才能保证以后医学本科的学习。协和的办学思想是"高标准、少而精",因此不仅招生人数少,学生入学后还有严格的"淘汰制"筛选。施锡恩在协和攻读了 8 年(3 年预科、5 年本科),与他同时入学的同班 25 人,至毕业时只剩下 16 人,而这其中有 9 人是陆续插班的学生,真正坚持 8 年学习的只有 7 人。

1929 年,施锡恩从协和毕业,照例先后担任外科住院医师和住院总医师。1932 年,施锡恩与 1928 年即订婚的马月栏结婚。马月栏是一名钢琴教师,她曾是天津市政协第一届至第九届委员,1949—1999 年 50 年间担任基督教女青年会董事长。1933—1935 年,施锡恩赴美国斯坦福大学医院进修,发表的论文受到国外医学界重视。回国后,施锡恩成为主治医师,并且受到谢元甫的器重,被任命为泌尿外科讲师,后升任为泌尿外科副教授。1936 年,施锡恩被选为国际泌尿外科学会会员,当时被国际泌尿外科学会接收为会员的中国人只有 3 人。1939 年,施锡恩经由谢元甫引荐,前往美国芝加哥大学跟随哈金斯进修,其间他多次在国际会议上宣读了关于中国泌尿科学的学术论文,引起世界医学界的关注;同年当选美国自然科学荣誉会员;1940 年回国后,始终协助谢元甫发展泌尿外科。

　　1942 年初,由于太平洋战争的爆发,日本占领北平,协和医学院被迫停办。1942 年,施锡恩转到天津行医,与当时著名的内科专家卞万年、肿瘤学专家金显宅、妇产科专家林崧等联合创办了天津恩光医院,自任泌尿外科主任。这可能是中国第一个成建制的泌尿外科学专科。坐落在黄家花园附近(今成都道河北路口)的恩光医院,由于这些来自协和的医生医术高明,一时间誉满津门。同年,医师张纪正、方先之、柯应夔、邓家栋发起建立天和医院,院址为当时马场道原西湖饭店(今天津市妇女保健所),7 月 1 日正式开业,张纪正任院长。1949 年 5 月,天津中纺公司诊疗所价购犹太医院,成立天津中纺医院。万福恩任院长、金学敏任副院长。12 月 1 日,天津中纺医院开诊,职工总数 77 人,病床 70 张,院长万福恩,地址为天津十区武昌道 21 号。1950 年 11 月,天津中纺医院改组更名为华北纺织管理局第一医院,1952 年扩建开诊,地址为天津十区西康路 81 号。1956 年 10 月,天津市公共卫生局批准将华北纺织局第一医院、邮电医院、天和医院以及恩光医院部分专家合并组建天津市第一中心医院。天津市第一中心医院成立后,施锡恩被评定为一级教授。在施锡恩的努力下,我国第一个具有相当医疗水平的泌尿专科成立了,施锡恩出任主任。此外,施锡恩在 20 世纪 50 年代初期还参加了天津医学院的筹建工作,还先后担任过河北医学院、天津医学院泌尿外科教授,纺织医院、市立第三医院、市立第四医院、解放军 254 医院泌尿外科主任、顾问等职。他也曾兼任中华医学会理事、天津市外科学会主任委员、天津市医学图书馆管理委员会主任委员、天津市数届人大代表,天津市九届人大常委、科教委员会委员等。

　　施锡恩长期从事泌尿外科医疗与研究工作,先后发表医学论文 60 余篇,并参加多部医学书籍的编写。他继谢元甫之后为中国培养了诸多泌尿外科医师,于 20 世纪 50 年代编著了《泌尿外科学纲要》《泌尿外科学常规》《泌尿外科学进展》及《热带病学》《中国百科全书》《外科学》中泌尿科部分等著作;60 年代与吴阶平共同编著我国第一部泌尿外科学著作《泌尿外科学》;共发表论文 50 多篇。其中,用英文发表的有 22 篇,10 篇刊登在国外的专科杂志上,如《重复肾和输尿管》《肾细胞癌的转移》《下腔静脉后输尿管》《皮样囊肿向膀胱穿孔》等文章,具有很高的科学价值,受到国际外科杂志的高度评价,称这些论文对泌尿外科发展作出了贡献。他撰写的《新膀胱造影剂"二氧化锡"的试制及临床研究》,发表在《天津医药》杂志上,并研制出"二氧化锡新膀胱造影剂",1978 年获全国科学大会科技成果奖。

施锡恩一生做事精细,治学严谨,追求完美,从医 50 多年,积累了丰富的临床经验。很多看似普通的生活习惯也与他的工作有关。在一份公开报道中,施锡恩的孙子施荣文回忆了这样一个细节:"我很小的时候,爷爷常带我出去,一路上,无数人向他打招呼:'施主任好!'熟悉的人则指着我说:'这个是您孙子吧,您得请客啊。'爷爷说:'好啊,请你们吃糖。'边说边从口袋里掏出奶糖分给大家。我奇怪极了,爷爷怎么会随身带着糖呢?"原来,施锡恩口袋里装糖的习惯源自上大学时的一次考试。那次考试中有这样一道题:如果你在长时间手术过程中,忽然感到眩晕应该怎么处理? 施锡恩当时没能回答上来。后来老师公布了答案,很简单:就是吃块糖。从此以后,施锡恩就一直在口袋里放些糖。这个习惯直到他老年也没有改变。

也许他的生命就是与泌尿外科学有着密不可分的联系,有两件轶事不得不让人惊叹到底是偶然还是命运的安排。一个是他生前的最后一次诊断,是躺在病榻上通过别人的转述,精准地给自己的儿子诊断为泌尿系结石;另一个则是他是因为另一种泌尿外科学疾病——前列腺癌,生命走向终点。

施锡恩的儿子施惠智的夫人曾回忆,当时施锡恩因心脏不适正在住院,医生认为他心脏很不好,需要家属陪伴,儿子施惠智和夫人轮流值班。忽然一天夜里,施惠智肚子疼得要命,急忙去看了急诊,但医生一时间也没有明确做出诊断。第二天,施惠智又去看病,还是查不出病因来,只好住院再查。施锡恩问起儿子怎么没有来,施惠智夫人害怕老人担心就推说感冒。而此时施惠智的病因老是确定不了,大夫也束手无策。施惠智夫人见他这么难受,决定还是问问泌尿权威的老公公,"我就说我有一个同学,如此这般。我公公听完以后,丝毫没有犹豫,斩钉截铁地说:'是结石!'我说:'做了好几次 B 超了,都看不出来。'他说:'就是结石,你让他们按泌尿系结石治疗。'"按照施锡恩的诊断,施惠智当天中午开始增加喝水量,下午就把结石尿出来了。原来,结石在输尿管和膀胱结合部,B超根本看不出来。

施锡恩的孙子回忆说:"爷爷在 80 岁那年发现了前列腺癌,85 岁时做了手术,转年又做第二次。爷爷第二次手术后,身体状况极差,医院下了多次病危通知。那时我经常去送饭,在爸妈上班时值班看护他。我们虽然知道他来日不多了,却不知道怎么安慰他才好。乐观的爷爷反倒总是跟我们说说笑笑,毫不把自己的病放在心上。他对我说:你知道吗?上帝那里有个小本,上面写着世界上将要发生的事情,如某人应该怎么死掉,等等。但他小本上有好多写着应该死于泌尿外科疾病的人都让我给治好了,他很生气,所以只好先把我干掉,要不然他的小本就不灵了。"施锡恩于 1990 年 9 月 11 日逝世,终年 86 岁。

二、许殿乙

许殿乙生于 1908 年,奉天(今辽宁)昌图人,1933 年毕业于辽宁医科专门学校,获医学学士学位,后进入协和医学院。1944 年,许殿乙继施锡恩之后作为谢元甫推荐的第二位学生,前往美国芝加哥大学医学院跟随哈金斯学习一年,次年回国。回国后,许殿乙出任南京中央医院外科主任、中央大学医学院教授。新中国成立后,他参加组织南京市抗美援朝志愿医疗团,任团长,积极开展外科工作,救治了大批志愿军伤病员,尔后受聘于天津第一军医大学,任外科学教研室主任、外科教授。1958 年,许殿乙调往解放军总医院(军医进修学院),任大外科主任、泌尿外科主任、一级教授,兼任总后勤部卫生部医学科技委员会副主任委员,1983 年去世。

许殿乙在医学上,尤其是泌尿外科学方面有着高超的医术和突出的贡献,早在 20 世纪 40 年代,他就能对国内极少施行的难度较大的胰腺癌、食管癌等进行手术;50 年代首次提出以病灶清除术治疗肾结核的创见,并论证了手术适应证;60 年代成功地施行了肾动脉架桥手术;60 年代初,支持和领导了肾移植的动物实验研究,为后来临床上成功地进行肾移植奠定了基础。在长期的临床实践中,许殿乙积累了丰富的经验,先后发表过 30 余篇学术论文;参加编著《外科学》、《泌尿外科学》、《野战外科》、《中国医学百科全书泌尿外科学》等著作。许殿乙1956 年加入中国共产党;1964 年当选为第三届全国人民代表大会代表;1978 年担任第五届全国人民政协委员。学术兼职包括:中华医学会会员、理事,国际外科学会会员,中华外科学会秘书,《解放军医学杂志》、《外科学报》、《中华外科杂志》等的编委、副主编、主编、顾问。

三、虞颂庭

虞颂庭,1914 年 5 月生于浙江慈溪观海卫镇,11 岁离开故乡,受行医的父亲的影响,高中毕业后考取北平燕京大学医预科,1935 年毕业获理学士学位;继而考上协和医学院医疗专业,1939 年毕业,获医学博士学位并留校任外科助理住院医师。在协和期间,除了掌握了专业的医学知识外,虞颂庭还收获了爱情和家庭。1935 年刚刚入学,一位外国教师在给新生分班编组时,使用英文字母排列名号座次,他在新生名单上最先看到了虞颂庭和俞霭峰的名字,将他们称为"男的虞和女的俞",并分到了一组,这两位都姓虞(俞)的学生从此相识相知,最终结为医学伉俪,分别成为国内泌尿外科及妇产科领域的权威专家,被周恩来和邓颖超称为"男虞"和"女俞"。

太平洋战争爆发后,协和医学院被日军占领。虞颂庭与俞霭峰一起历尽艰险奔向抗战大后方,中途在桂林、贵阳等地滞留,漂泊行医。在桂林,他们结为夫妻,可当时条件艰苦,他们的蜜月是在山洞里度过的,并且作为妇产科医生的俞霭峰还在山洞里给附近的很多孕妇接生了孩子。后来他们来到贵州,虞颂庭在国际红十字会与国民政府军医部开办的贵阳战时卫生人员训练所担任教官,为抗战前线培养输送了一大批外科军医。1944 年,虞颂庭从衡阳赴重庆中央医院任外科主治医师。抗战胜利后,1947 年,虞颂庭受谢元甫引荐,赴美国芝加哥大学泌尿科研修,师从于国际著名泌尿外科专家、诺贝尔奖获得者查理·哈金斯教授。1948 年回国,就职于天津中央医院,任外科主任;1950—1952 年兼任协和医学院助理教授,同时在津积极参与创建天津医学院;1954 年起任天津医学院(现为天津医科大学)、天津医科大学总医院外科学教授(终身教授)、外科主任。

虞颂庭从医执教 60 多年,一直致力于外科、泌尿外科的临床医疗、教学和科研工作,尤其是在泌尿外科的临床与基础应用研究方面有深厚造诣,颇具影响。科研课题皆为国际上有代表性的难深问题,为我国泌尿外科学的发展作出了突出贡献,如 20 世纪 70 年代对从事染料行业工人膀胱癌染色体畸变的观察;80 年代对膀胱癌血型抗原及血型相关抗原与膀胱癌恶性度及预后的关系、膀胱癌细胞 DNA 倍体、细胞核形态学多参数分析与膀胱癌预后关系的研究等;90 年代初,虞颂庭又开始应用分子生物学技术,研究涉及癌基因与抑癌基因、肿瘤转移相关基因、端粒酶、染色体微卫星不稳定性及其他多种癌细胞变化过程中有关蛋白与泌尿系统肿瘤发生、浸润和转移的关系等诸多领域。这种研究不仅有助于使诊断更为正确,而且为研究肿瘤的基因治疗提供了必要的资料。多年来,虞颂庭在国内外学术刊物上发表研究论文 100 余篇,主编、主译和参编学术著作 10 余部。代表性论著有《尿乳酸脱氢酶同功酶 5 及尿 2 微球蛋白在泌尿系感染定位论断的应用》、《泌尿外科学》、《生物医学工程基础与临床》等。

虞颂庭十分注重人才的培养,重视对青年医师基础理论和科研意识的培养,强调临床医生必须加强与临床基础学科的联系和协作,鼓励青年医生开拓视野,勇于创新。几十年来,以其广博的医学理论知识和临床经验、认真严谨的治学态度和朴实民主的学者风范,教育、影响了一代又一代的学生,培养硕士研究生 33 名,为我国培养了许多外科、泌尿外科领域的专业人才,其中许多人在各自的岗位上作出了突出的贡献。

虞颂庭淡泊名利,毕生致力于教学与医疗工作。20 世纪 70 年代,虞颂庭曾作为中央医疗小组成员,为周恩来总理等国家领导人诊病。那时他常常是上午在北京的首都医院,下午就回到天津,坐在天津医学院附属医院门诊部,为普通人看病。在学术上,他一直保持谦逊的态度,真正做到了"活到老、学到老、工作到老"。80 多岁的虞颂庭还坚持看门诊,写论文,参与科内每周的查房,参加学术会议,给大家介绍国际上泌尿外科学发展的最新动态,一直到 90 高龄仍坚守在医疗和教学工作第一线。2010 年 5 月 18 日逝世,享年 96 岁。

虞颂庭在医疗和教学上的突出贡献也得到了业内的广泛认可。1993 年,虞颂庭获得吴阶平泌尿外科医学基金管理委员会颁发的"第一届吴阶平泌尿外科医学奖";1994 年获得天津市自然科学进步二等奖;1994 年,天津市卫生系统第三届科技工作会议,授予虞颂庭"优秀工作者"称号,天津市卫生局并向他颁发了"伯乐奖";1994 年 10 月,在武汉召开的中华医学会泌尿外科学会议,特别对虞颂庭为我国泌尿外科事业所作出的卓越贡献进行了表彰;社会兼职方面,历任中华外科学会委员,中华医学会泌尿外科学会副主任委员、名誉顾问,中国生物医学工程学会常务理事、中国生物医学工程学会天津市分会理事长,《中华外科杂志》编委和《中华泌尿外科杂志》副总编辑,美国西北大学客座教授,天津市宁波经济建设促进会名誉会长等职。

四、吴阶平

吴阶平,原名泰然,字阶平,1917 年 1 月 22 日出生于江苏省常州市武进县。根据《吴阶平传》中的描述,父亲吴敬仪善于审时处事,颇有商业头脑,深得同乡盛宣怀(1844—1916)的赏识,民国初年在沪津两地任纱厂经理、厂长,父亲的家教对吴阶平善于应变和处理人际关系的才能有很大影响。吴敬仪虽涉足官场,经商起家,但要求孩子们要"学技术、学本事"。他认为行医是高尚事业,济世救人,又能以一技之长立足社会。在他的思想影响下,大女婿陈舜名放弃原来中学教师的工作,考进协和,1927 年毕业成为外科医生。长子吴瑞萍随后也进入协和,1933 年毕业,后成为著名儿科专家。吴阶平和两个弟弟吴蔚然(外科)、吴安然(免疫学)以及近亲 30 余人先后都选择了医护工作为终生事业,实现了吴敬仪所期望的医学世家之梦①。

吴阶平 10 岁前接受的是私塾教育,诵读四书五经,也学习数学、英语。后来,吴阶平考入英国教会学堂——新书学院,直接就读初二,随后转学到美国教会办学的汇文中学。1933 年,中学毕业的吴阶平参加了燕京大学(协和的医预科设在燕京大学)的保送考试,以优异成绩考取,随后进入燕京大学学习。开学不久,16 岁的吴阶平就在父亲的安排下结婚,夫人赵君恺,后来与吴阶平相濡以沫 45 载,育有三名子女(长女吴炘、次女吴冰、儿子吴德绳)。

为了保证学生的质量,医学预科班对学生要求非常严格,"少而精"也是老协和的一大办学特色。吴阶平初考入燕京大学医预科时,全班共有 52 名同学,到1936 年考协和时,大部分已经转系,只有 15 人被录取,吴阶平就是其中之一。进入协和后,吴阶平第一年的生理学课程由著名生理学家林可胜教授。吴阶平受到林可胜的影响,对生理学产生了浓厚的兴趣,甚至打算作为将来的终身事业。

1937 年夏,由于战乱,吴家出于安全考虑,计划让吴阶平去湘雅医学院借读,11 月下旬吴阶平辗转回到协和,此时林可胜已经到汉口建立了中国红十字会总会救护总队,不再任教了。三年级时,吴阶平患上肾结核,摘除了右肾,他的主治医师是施锡恩。加之其他种种原因,吴阶平放弃了想做一名生理学家的想法,转而将努力方向定为外科,学习成绩也突飞猛进。

1941 年 7 月 1 日,吴阶平在外科临床科室实习,从此开始接受谢元甫教授的精心培育达 8 年之久,也是谢元甫培养的最后一个门生。1942 年 1 月 31 日,协和全体教职员工被迫撤离被日军占领的协和医学院,吴阶平成了最后一届学生。当时,协和的名医、老教授如谢元甫、钟惠澜、关颂韬、孟继懋、林巧稚等相继应中央医院(1964 年改名中和医院,今北京大学医学部附属人民医院)之聘,并带去一批青年医生,如周华康、冯传汉、曾宪九、胡懋华、吴阶平等来到阜成门大街的中央医院。这是 1918 年中国人自主创办的第一所综合医院,开办后收支不能相抵,曾接受天主教会资助,该院事务长期处于法国修女控制之下。钟惠澜先任院监,后任院长。他立即改组各科骨干,增添医疗设备,加强行政管理引进协和优良传统,高标准,严要求,建立 24 小时值班制度,层层负责,使该院声誉日

---

① 邓立.吴阶平传[M].杭州:浙江人民出版社,1999.

隆。医务、教学、科研工作全面发展,为国家培养了许多学有专长的医务人才。

吴阶平在该院任住院医师两年半、住院总医师一年、外科主治医师半年,他自称:"我的外科基本训练就是在这里得到的。"抗战胜利后,关颂韬教授应邀去北京大学医学院时,选中吴阶平为助手。1946—1947 年,吴阶平在北京医学院任外科讲师兼住院总医师、外科主治医师,兼管泌尿科。不久,谢元甫也应邀到北医任教,吴阶平又开始在谢元甫的指导下工作。1946 年,美国援华医学基金会(ABMAC)给了北医内、外、妇、儿几个主要学科到美国学习的名额,吴阶平得到了这个机会。1947 年 11 月 12 日,吴阶平启程赴美进修,来到芝加哥大学哈金斯门下。吴阶平在他的指导下从事临床和科研工作。他的才智和工作效率使哈金斯大为赞赏。进修结束时,哈金斯百般挽留。面对优厚的待遇和设备完善的新大楼蓝图,吴阶平还是婉言谢绝了。1948 年 12 月 1 日,他飞回祖国,继续在北医工作。

1949 年,吴阶平已经实现了自己"毕业五年时医术要超过毕业十年的医生"的目标,被评为三级副教授(教授、副教授共分六级)。他又给自己制定了更高的目标:写一本泌尿外科专业书,办中国的泌尿外科杂志,成立泌尿外科学会。这三个志向,成为此后几十年我国泌尿外科学发展的指路灯,也在吴阶平和其他泌尿外科学专家的努力下一一实现。这一年,吴阶平在北医第一附属医院的外科病房里开辟了三张病床,专门收治泌尿外科患者。可以说,新中国的泌尿外科学自此正式起步。同年,他赴朝鲜参加朝鲜外科学会年会。

1951 年,以胸外科专家吴英恺为顾问,吴阶平、冯传汉为正副队长的北京市第二批抗美援朝志愿手术队奔赴长春野战医院。手术队中还有吴阶平之弟吴蔚然。全队工作出色,连续接受的几批危重伤病员在诊治中无一人死亡。手术队工作结束时,吴阶平荣立大功。数月后吴阶平返京,仍任北大医学院外科副教授。

20 世纪 50 年代初期,协和医院恢复,吴阶平协同虞颂庭重建泌尿外科,同时担任《中华外科杂志》副总编辑;1954 年任北京医学院系统外科教研室主任,次年任北医第一附属医院副院长,并当选为国际外科学会会员,1956 年 1 月 27 日,参加中国共产党,1957 年提升为正教授,1958 年参加苏联第三届泌尿外科医师大会。1959 年,为迎接新中国成立十周年,吴阶平负责编写外科 10 年成就。1960 年 3 月,他在北京医学院第一附属医院做了国内第一次肾移植手术,不久调到北京第二医学院,任筹备组主任。此后 10 年间,历任副院长、院长兼该院中共总支常委、中共党委常委。1964 年,他在友谊医院建立泌尿外科,同年任国家科委计划生育组副组长。70 年代又在友谊医院建立肾移植基地。1970—1993

年任中国医学科学院副院长、院长、名誉院长;1978 年当选中华医学会副会长、外科学会副主任委员;1981 年当选中华医学会会长、全国泌尿外科学会主任委员,后任名誉会长,同年当选中科院生物学部委员(后改称中科院院士);1982—1984 年任中国医学科学院院长兼代理党委书记;1986 年当选为第三届中国科协副主席;1987 年 6 月—1993 年 4 月任中国人口福利基金会副会长;1989 年任九三学社第八届中央副主席;1991 年 5 月当选第四届中国科协副主席;1992 年当选中科院学部主席团成员;1992 年 12 月当选九三学社第九届中央主席;1993 年 3 月—1998 年 3 月任第八届全国人大常委会副委员长;1994 年 8 月被聘为上海中医药大学名誉校长;1995 年当选为中国工程院医药与卫生工程学部院士;1997 年 11 月—2002 年 12 月任九三学社第十届中央委员会主席;1998 年 1 月当选中国医药生物技术协会第二届名誉理事长;1998 年 3 月—2003 年 3 月任第九届全国人大常委会副委员长;2011 年 3 月 2 日在北京逝世,享年 94 岁。

　　吴阶平的临床科研工作的特点是从中国的客观实际出发,科研的对象、目标和成果与临床工作密切结合,直接提高诊断与医疗水平,社会效益极其显著。他勤于思考,观察力敏锐,善于发现并深入分析平常人容易忽视的问题。新中国成立初期,肾结核在泌尿外科病人中所占比例很大。一侧肾结核在切除后人依然可以靠另一侧无病变的肾存活;如果双侧肾脏都发现病变,在当时医疗条件下,则认为是不治之症。1953 年,吴阶平对一般所谓“双侧肾结核”的诊断产生怀疑。他根据 248 例肾结核的资料进行多方面的研究,应用经皮肾穿刺的方法,从病人无功能的肾中取得尿液,进行结核菌检查和肾造影,并对被诊断为“双侧肾结核”晚期病人的尸体解剖检查,发现约有 13.4％实际上是可以治疗的一侧肾结核,只因对侧的肾由于膀胱结核性挛缩或输尿管下端狭窄引起的输尿管积水和肾积水而出现肾功能不全。他在肾结核对侧肾积水的病理、临床病象和诊断方面提出自己的创见,并制订了切实可行的治疗方案,1954 年在《中华外科杂志》上发表论文《肾结核对侧肾积水》。吴阶平的创见是泌尿外科学的一次突破性进展,在全国范围内挽救了数以千计垂危病人的生命。泌尿外科老专家王以敬在中国第一部《泌尿外科学》(1963 年出版)专著中,高度评价了这项科研成果。吴阶平的专题论文 1956 年在俄文杂志上发表,引起苏联医学界的热烈反响,也挽救了许多国外患者的生命。

　　此外,吴阶平对泌尿外科还有很多卓越的贡献,他有关肾上腺髓质增生、计划生育、前列腺外科、一侧肾切除后另一侧肾代偿性生长等问题的报告及论文,创造性地提出许多新概念,有力地推动了中国泌尿外科的发展,并受到国际医学界的重视和高度评价。

　　吴阶平著述颇丰,他主持编写了中国第一部《泌尿外科学》(人民卫生出版社,1963、1978),他撰写的科技论文(中、英、俄文)达 150 篇,担任主编或副主编的专著有 13 部,参加编写的专著也有 10 部。

　　吴阶平在泌尿外科学方面取得的巨大成就,也得到了周恩来总理的赏识,他多年负责国家领导人的保健工作。周恩来称他是自己最信赖的医生,也多次派他主持完成国内外重大特殊的医疗保健任务,不仅交流医术,还起到很大的外交作用,吴阶平也因此被称为"白衣特使"。1962 年 1 月,吴阶平、岳美中、方圻、胡懋华等十来位中西医专家组成中国医疗组携带器械和药品飞往印度尼西亚雅加达,为苏加诺总统治疗由于肾结石而使机能遭到阻障的左肾,经过 4 个月的努力,取得了十分完满的结果。总统的私人医生、商业部长苏哈托专门把各国记者请到总统别墅,发表声明表示感谢,并介绍以吴阶平为首的中国医学专家们同记者见面(新华社 1962 年 5 月 7 日消息)。从 1962—1965 年夏,中国医疗组先后 5 次赴印度尼西亚为苏加诺治疗。1965 年 1 月 2 日,苏加诺授予医疗组组长吴阶平印度尼西亚国家公民二级勋章。除了为外国元首诊治,吴阶平还多次出国访问讲学,代表中国医生的最高水平参加国际学术会议,为国内的业界同行带回国外的最新资讯,也向国际医学界打开了了解中国医学水平的一扇窗户,提升了我国泌尿外科学的国际认可度。

　　吴阶平不仅是医德高尚、医术精湛的泌尿外科专家,也是海人不倦的医学教育家。从 1946 年 1 月初开始踏上讲台,1955 年招收我国第一个泌尿外科学研究生顾方六、1959 年招收郭应禄,此后他为我国的泌尿外科学事业培养了很多杰出的人才。由他衍生出的学术谱系,成为我国泌尿外科学学术谱系中最重要的一支,对我国泌尿外科学的学科发展起着举足轻重的作用。

第三节　谱系的发展:20 世纪 60—80 年代

　　在当代中国泌尿外科学家学术谱系中,奠基人谢元甫可以视作泌尿外科的萌生时期,他的主要学生施锡恩、许殿乙、虞颂庭、吴阶平都是中国泌尿外科学的重要开创者,是当代中国泌尿外科学家学术谱系的第一代。接受谢元甫的培养后,这些第一代谱系成员在不同的地区、医院、研究所中继续发展,除了科研、临床上的建树,也培养了新的一代专业人才,其中,又以吴阶平的学生培养工作最为典型、突出。以顾方六、郭应禄为代表,他们是当代中国泌尿外科学家学术谱系中的第二代。

一、北京医学院泌尿外科研究所的建立

1949 年,吴阶平在北京医学院第一附属医院(简称北医一院)的外科病房用三张病床专门收治泌尿外科的患者。到 1955 年,该院建立起系统、临床和总论外科三个教研组,泌尿外科专业分设在三个教研组中,由吴阶平、沈绍基、孙昌惕分头负责,病床已达 30 张。1959 年,三个教研组的泌尿外科专业又集中到系统外科,成立专科病房(拥有病床 36 张)、专业门诊和特殊检查室,泌尿外科得到进一步发展。1963 年,在全国高等教育会议上决定在北医一院泌尿科建立泌尿外科研究室,1964 年正式成立,由吴阶平兼任主任。当时临床有医师 10 人,护士10 人,病床 40 张,并建立了实验室,有医师、技术员、资料员各两名。研究室成立后,在吴阶平领导下,发表了多篇高质量的学术论文,编写和翻译了数部泌尿外科学书籍。"文革"期间,研究室被关闭,至 1972 年逐步恢复。1976 年粉碎"四人帮"后,泌尿外科专业得到了更快的发展,1978 年成立了"北京医学院泌尿外科研究所",吴阶平任所长,研究所分临床和实验室两大部分,至 1980 年,全所共有工作人员 60 名,其中教授 2 人、副教授 2 人、副主任医师 1 人,助理研究员2 人,讲师、主治医师 11 人,医师 10 人,检验师 3 人,护师 3 人,护士 12 人,技术员 12 人,卫生员 2 人。临床部分包括病房、门诊和特殊检查室,病床 42 张。实验室设立了病理、生化、化学、免疫、情报资料五个室。

此后,泌尿外科研究所稳步发展,随北京医学院数次更名,1986 年更名为北京医科大学泌尿外科研究所,2000 年更名为北京大学泌尿外科研究所。1989 年成为泌尿外科学领域唯一的教育部重点学科点,2002 年复评为国家重点学科,2006 年通过第三次国家重点学科评估,至今一直为教育部国家重点学科,也是北京大学第一医院重点支持的学科和中央保健基地的组成部分,2012 年被评为卫生部临床重点学科和北京市重点实验室。2010 年起,在复旦大学发布的《中国最佳医院排行榜》中,已连续四年位列泌尿外科学专科首位。泌尿外科研究所为我国泌尿外科学事业培养硕博士研究生百余名,在数量和质量上都处于全国领先地位。

北京大学第一医院泌尿外科研究所是吴阶平学术谱系的主要依托机构,一

方面其科研人员主要由吴阶平学术谱系成员组成;另一方面,有个别机构人员虽然与谱系成员并没有直接师承关系,但在工作中仍受到了相当的指导和影响。

二、以顾方六、郭应禄为代表的谱系第二代

(一)沈绍基、孙昌惕

吴阶平从独立工作时起,就很重视人才培养问题,除正规培养研究生之外,还培养了很多进修生、住院医生,还以言传身教的方式影响了身边大批的年轻医生。在正式接收研究生之前,吴阶平有两名助手——沈绍基和孙昌惕。这两位虽然不是正规科班教育出身,但也受到了吴阶平方方面面的指导,并且都在泌尿外科学方面有一定的建树。吴阶平甚至还将一名文化程度不高的工人培养成了技术员,在动物实验室辅助教学工作。

1949 年,吴阶平在北医第一附属医院的外科病房里辟了三张病床,专门收治泌尿外科患者,这是北医系统泌尿外科专科化的起点。在最初建立泌尿外科时,吴阶平挑选了沈绍基和孙昌惕作为自己的助手,亲自带在身边培养。1955 年,北医第一附属医院建立了系统、临床、总论三个教研组,泌尿外科分设其中,由吴阶平、沈绍基、孙昌惕分别负责。在吴阶平的指导下,沈绍基和孙昌惕在业务上提高很快,发表了多篇学术论文,后来都升任教授。1981 年成立的中华医学会泌尿外科学分会第一届委员会中,吴阶平任主任委员,沈绍基和孙昌惕都是常务委员;第二届委员会中,沈绍基为副主任委员,孙昌惕为常务委员;第三届委员会中,沈绍基任名誉委员(第二、三届主任委员皆为吴阶平)。

沈绍基,1920 年 10 月出生于北京市,祖籍浙江省绍兴市,1943 年毕业于北京大学医学院。抗日战争时期,沈绍基赴抗战后方,后到陕西省汉中市西北医学院。抗战胜利后,1946 年回到了北京大学医学院,任外科住院医师兼助教,同年加入中共并从事地下工作,积极开展学生运动,吸引了一批进步青年。1950 年根据党的需要,参加中央少数民族工作团,赴西南彝族地区做少数民族工作。1951 年回北京大学医学院后,被吴阶平选中协助其初建泌尿外科病房,先后任泌尿外科主治医师及讲师,后任系统外科教研组主任、副教授及系统外科主任兼泌尿外科主任。1961 年中央卫生部批准设立全国第一个泌尿外科研究室——泌尿外科研究所前身,沈绍基任主任。1969 年,沈绍基被下放到甘肃省,从事人民公社医疗工作,解决了不少疑难问题,后参加武都县医师培训班,最后调至兰州医学院任

外科教研组主任及兰州医学院附属第二医院外科主任,升任教授;1980 年调回北京医科大学泌尿外科研究所任教授、副所长;1981 年先后到美国北卡罗来纳州鲍曼格莱医学院及佛罗里达州大学访问,重点考察泌尿系结石的研究工作。

从 1961 年设研究室开始,沈绍基根据吴阶平的建议,以泌尿系常见病中的尿石症为主要研究课题,主要研究成果包括:1962 年首先建立我国尿石的结晶学和光学资料,为研究尿石打下基础;开展结石分析工作,从化学分析发展到 X 线衍射红外分析,并配置结石分析试剂供应全国各医院,以了解结石发生原因并加以预防;研究结石各种成分的相互关系,即交代现象,如磷酸盐与草酸盐、草酸盐与尿酸盐的关系,在结石研究上引用半导体取向附生的概念,尤其采用阴极发光技术在尿石中取得尿酸促进草酸钙结石的证据;从大量病人尿生化成分分析,找出结石形成的多种因素,作为评估病人预后的准确依据,从而制定有针对性的药物治疗方法,防止其发生和复发;通过用电镜对成石动物的观察,发现肾小管细胞的损害,并用偏光显微镜确定损害发生于晶体产生之前,阐明了细胞破坏并非由于晶体作用的一般看法,提示高浓度的草酸对细胞有毒性作用,从而引起人们对此观象的注意,进而发现有氧自由基的作用;首先引进了动态研究细晶的种子晶技术及粒度分析技术,进行了多种抑制物的研究,并用于多种防治结石中草药的鉴定;应用快速蒸发技术研究了尿中 TH 蛋白对结石形成的作用,即正常情况下它是一种抑制物,但在特定条件下(如浓缩)可强有力地促进结石形成,并证明了具有二硫键的乙酰半胱氨酸可以对抗这种促进结石形成的作用,从而首先从基质形成的途径找到一种预防结石的药物,它还可以化解碎石的黏附,促进排出。基于以上研究,沈绍基在国内外杂志上发表数十篇论文,参加了《黄家驷外科学》《吴阶平泌尿外科学》《老年医学》《泌尿系结石的实验和临床研究》等书籍的编写,曾获卫生部科学大会奖、科学技术进步奖及吴阶平泌尿外科奖。除了科研与临床工作,沈绍基也重视学生培养工作,指导数名硕博士研究生和进修医师,诸多人才已成为各单位的骨干。

孙昌惕,出生于 1920 年,福建省闽侯县人;1947 年毕业于华西大学医学院,同年任该医学院附属医院的外科住院医师;1950 年在北大医院任外科住院医师;1953 年起专攻泌尿外科,先后任住院医师、主治医师及主任医师,1963 年被聘任为北京医学院泌尿外科副教授,1965 年参加北京密云医疗队任第四大队队长,1979 年参加卫生部大西北医疗队,1981 年参加建立北京医学院泌尿外科研究所,1981—1986 年任北大医院泌尿外科主任。1981 年起任中华医学会泌尿外科学分会第一、第二届委员会委员;1981 年任《中华泌尿外科杂志》第一届编辑委员会副总编辑及常务编委,2012年因病逝世。

孙昌惕从事泌尿外科研究的60年中,致力于泌尿生殖系结核、肿瘤、结石、外伤及前列腺增生等疾病的诊治和研究。针对一侧结核对侧肾积水、晚期泌尿系结核,提出在病程不同阶段应用最佳的诊断治疗方法,包括各种尿路造影、肠道在泌尿外科手术的应用、部分切除治疗早期肾结核及药物治疗,其疗效达到国际水平。在结石方面建立尿石的化学分析,在尿石症中甲状旁腺腺瘤及腺癌的诊断和治疗,以及尿酸结石及胱氨酸结石的诊断及溶解均有治疗成功的报道。1980年,他开始尿动力学的研究;共发表专业论文20余篇,曾获得北京市人民政府及北京医学院成果奖;1981年起共培养硕士研究生4名,培训各地进修医师数百名。

(二)顾方六、郭应禄

在求学和工作的早期,吴阶平受到谢元甫等老一辈专家谆谆的教诲。在自己的教学工作中,吴阶平也常常反思,自己当学生时,喜欢什么样的老师、喜欢什么样的教学方式,从自己敬重的林可胜、谢元甫身上学习如何当一名好老师。他认为教师在课堂上不仅要把课本上的知识传授给学生,更重要的是帮助学生把知识转化为有用的本领。在北医建立泌尿外科时,吴阶平就建立了科内学习制度,对每个人都有要求,每月举行"读书报告会",要求大家报告自己的学习心得、体会,达到知识沟通、共享的目的。除了对学科知识的传授外,吴阶平也非常重视学习方法,在当时没有计算机和网络的情况下,他们查阅文献的主要手段就是去图书馆,翻资料、做卡片。他会手把手地教学生们如何查阅文献、资料,如何从众多资料中选出需要重点精读的篇章,怎样做好卡片待查。

吴阶平在招收研究生的面试中,不仅注意考生的业务答案是否准确,而且注意考生回答问题的逻辑性,思路是否清晰、有条理。1955年,吴阶平在北医第一附属医院收下了新中国泌尿外科的第一个研究生顾方六,1959年,又收下了第二个研究生郭应禄。

顾方六,1927年7月出生于上海宝山,1946年考入北京大学先修班,后入理学院、医学院,1954年毕业留校任外科助教兼住院医师,1955年选送泌尿研究生,导师为吴阶平。顾方六跟随吴阶平读研后,吴阶平对他的训练细致而严格。在门诊看病时,吴阶平要求顾方六在他的隔壁诊室出诊,顾方六看过的病人,需要全部再送到他那里看一遍。问病史、体检、诊断、处理,一丝不苟,然后与顾方六进行核对。顾方六如有不足之处,一目了然。顾方六后来回忆说:"每次看病对我来说都变成了一次考试,而且成绩当场就能看到。"

郭应禄,1930年出生于山西省定襄县,父亲郭时中毕业于北京大学医学院,在天津行医。1942年,郭应禄随母亲北上天津与父亲团聚,耳濡目染,从小立下做一个好医生的志愿。1951年,郭应禄考入父亲的母校——北京大学医学院,1956年毕业后分配在吴阶平领导的系统外科教研组工作。在与吴阶平老师的直接接触中,郭应禄对泌尿外科专业产生了浓厚兴趣。1959年郭应禄考取了吴阶平的泌尿外科专业研究生。吴阶平不仅在学术上对他严格要求,在学风、医德方面也带给他终身的影响。他回忆吴阶平时说:"吴先生对学生要求非常严格。一次我跟随先生去查房,先生问我一个病人的病情,事先我已检查过,初步诊断是肾结核。先生听后让我摸病人的下身,我摸了后当时就脸红了,原来病人的副睾已经发生了结核病变,但我因为检查不够系统而未发现。先生没有当着病人的面批评我,回到办公室后说,病人把自己的健康和生命交给我们做医生的,我们就应该为他们负责。先生的这几句话让我终生难忘。"不仅如此,吴阶平对学生无私奉献、不计私利,也让郭应禄十分感动。1965年,吴阶平给一名武汉的患者做精囊癌手术,郭应禄担任了助手。术后郭应禄做了手术总结,并写了一篇论文《精囊肿瘤》,经过吴阶平和沈绍基的指导后决定向《中华外科杂志》投稿。但投稿时,吴阶平和沈绍基都坚决不署自己的名字,于是第一次发表论文的郭应禄便是以独立作者的身份发表的。

顾方六和郭应禄在研究生毕业后,都继续留在了北医,在吴阶平的指导下工作。经过多年的悉心栽培,这两位学生没有辜负老师的厚望,都在泌尿外科学的临床和科研工作中取得了杰出的成就,为我国泌尿外科学的发展作出了贡献,也为我国泌尿外科学培养了很多专业人才。

顾方六,1958年毕业后,先后担任北京医学院附属第一医院泌尿外科主治医师、副主任医师、副教授、主任医师、教授、博士生导师。1960—1962年任包头医学院医学系副主任、外科主任。1963年他被调回北京医学院第一附属医院泌尿外科,任主治医师、讲师、副教授;1971—1980年任外科主任兼泌尿外科主任;1980—1992年北京医科大学泌尿外科研究所副所长、所长;其间,1984年在瑞典卡洛林医学院作访问教授8个月;1989年起任中华医学会泌尿外科学会副主任委员、主任委员、名誉主任委员;1980年起任《中华泌尿外科杂志》常务编委、副总编、总编辑;曾任《中华外科杂志》编委、副总编、顾问;1995年起任《北京医科大学学报》副总编辑;1979年起为国际泌尿外科学会会员、国家代表、美国泌尿外科学会会员、日本泌尿外科学会荣誉会员、亚洲泌尿外科学会理事、五届亚洲泌尿外科组织委员会主席;1991 年起任良性前列腺增生国际咨询委员会 1 至 5 届委员、前列腺癌国际咨询委员、泌尿外科疾病国际咨询委员会亚洲代表、欧洲肿瘤学院高级顾问;1986—1992 年任 *Urological Research* 编委,1989 年起任 *International Urology and Nephrology* 编委。

顾方六长期从事泌尿外科临床和基础研究,其中以肿瘤、良性前列腺增生、肾代偿性生长等为主。在泌尿外科肿瘤研究中,顾方六早期偏重于临床,如尿路上皮多器官肿瘤、肿瘤发病和构成比的变迁、膀胱肿瘤、肾肿瘤远期疗效等。根据 26 例膀胱癌大切片组织图(国外仅 10 例)和 117 例膀胱癌肉眼正常的黏膜随机活检,他发现相当数量原位癌、非典型增生癌前病变,认为膀胱癌粘膜病变是肿瘤术后复发和浸润的基础,该研究获卫生部 1990 年科技成果奖。1987 年,他领导北京大学泌尿外科研究所建立我国第一个膀胱癌细胞系 BIU87,并成功地制成单克隆抗体,与阿霉素、核素偶联用于膀胱癌诊断和治疗,1991 年获卫生部科技成果奖。20 世纪 90 年代以后,他进行分子生物学的研究,1991 年在西班牙塞维利亚第 22 届国际泌尿外科学会上作原癌基因表达的报告得到高度评价,全文收入论文集。

在良性前列腺增生(BPH)的研究方面,过去认为中国人良性前列腺增生比较罕见。1989 年起,顾方六等对我国 40 岁以上男性尸检进行前列腺检查,良性前列腺增生上升至 30.5%,比半世纪前增加 5 倍,而且它已成为我国泌尿外科最常见疾病之一。1991 年该研究被收入第一届良性前列腺增生国际咨询委员会文集,1998 年《坎贝尔泌尿学》(*Camphell's Urology*)(第 7 版)也引用顾方六 1993 年的报告,认为中国人良性前列腺增生的组织学发病率与欧美相似。根据 40 岁以上城乡男性 1 297 名居民调查,发现所有城市 40 岁以上各年龄组的前列腺体积都比同龄农村居民明显增大,而过去 10 年城市居民鱼肉蛋摄入量比乡村居民高出几倍,说明良性前列腺增生发病率与营养关系密切。该成果在悉尼第 23 届国际泌尿外科学会上报告;还应邀为《前瞻研究》(*Prospective*)撰文;1997 年在奥地利萨尔斯堡国际男科学会大会上报告,并全文选入《男科领域新进展》(*Current Advances in Andrology*)一书。顾方六指出我国前列腺潜伏癌和偶发癌约为欧美 1/2 左右,而临床发病率约为欧美 1/20~1/10,可以认为中国人前列腺癌从组织学发展至临床癌比欧美人需要更长的时间。此一判断受到国际上的高度重视。以上前列腺的研究在 1996 年获卫生部科技成果奖、1997 年获国家科技进步奖。

在吴阶平的领导下,顾方六指导 4 名博士生完成了关于肾切除术后留存肾代偿性生长的课题,对肾切除时年龄对肾代偿的影响、促肾生长活性等方面的研究获卫生部和国家教委科技成果奖。此外,顾方六对肾细胞癌起源于近曲小管的公认学说提出了补充说明,认为部分肾细胞癌可以起源于远曲小管、集合管,在国内外期刊发表,获卫生部科技成果奖。1978 年,顾方六发表《地理环境与尿石症》一文,在国际上受到重视,英国《泌尿学科学基础》(*Scientific Foundations of Urology*)第 3 版三处引用该文资料。在吴阶平领导下,1988 年、1991 年、1995 年成功地组织三次泌尿外科国际讲座会,每次有 20 个国家百名外宾与会,包括国际学会的领导人。

在这些科研工作的基础上,顾方六连续六届获国家自然科学基金、三届国家教委博士点基金,另有卫生部基金 1 项。发表专业论文 260 篇,其中 45 篇为英文,1 篇为葡文(巴西);参加编写出版书籍 48 种,3 种系国外书籍;曾获国家科学技术进步奖 1 项、卫生部科技成果奖 6 项、国家教委科技进步奖 1 项、光华科技基金奖 1 项;1991 年起享受国务院颁发的政府特殊津贴。1988 年获瑞典卡罗琳斯卡学院银质奖章;1991 年获美国华盛顿国防部病理研究所署名的"卓越贡献"奖章;培养了 19 名博士、1 名博士后、5 名硕士。

郭应禄,于 1963 年 2 月研究生毕业,此后一直在北京医学院第一附属医院(北大医院)从事临床工作。自 1963 年 3 月起,他历任北医第一附属医院泌尿外科主治医师、讲师、副教授、副主任医师、教授、主任医师、硕士导师、博士生导师。1981 年 4—6 月郭应禄前往美国和英国的 7 家医院参观考察,1983 年 4—10 月前往加拿大麦吉尔大学医院移植科研修;1992 年任北医泌尿外科研究所所长,1995 年任北京大学泌尿外科培训中心主任,1995—1999年为中华医学会男科学会主任委员,1995—2002 年为吴阶平泌尿外科医学基金会理事长。1996 年,他任中华泌尿外科学会主任委员,1999 年任北京大学男科病防治中心主任,1999 年 11 月当选中国工程院院士;2000 年出任《中华泌尿外科杂志》总编辑,同年任北大医院生殖与遗传医疗中心主任。

郭应禄在 50 多年的医学生涯中,取得了突出的学术成就,对我国泌尿外科学的学科发展和专业细分作出了多方面的贡献。早在 1960 年,郭应禄就参与了国内第一例尸体肾移植。1974 年,受卫生部指派,郭应禄组团赴国外考察肾移植技术,回国后他致力于肾移植的研究工作,先后编写了《血液透析与肾移植》《肾移植》等专著。当时国内尚无此类书籍和资料,这两本书的出版对国内开展肾移植研究和临床实践,起到了很大的推动和指导作用。

20 世纪 80 年代,郭应禄致力于腔内泌尿外科学在国内的建立和发展,在国内率先开展了经尿道手术、经皮肾镜、输尿管镜、腹腔镜、前列腺增生的热疗、激光、支架等多项新技术的应用,并开始研究体外冲击波碎石技术;1982 年主持研制和开发了我国第一台体外冲击波碎石(ESWL)样机,1984 年用于临床治疗肾结石,在全国首先推广碎石机的临床技术并加以提高。1987 年,郭应禄首创用俯卧位行体外冲击波碎石治疗输尿管结石,并以此成果参加了中德卫星远程学术交流会议,备受关注。20 世纪 90 年代初,郭应禄主编《腔内泌尿外科学》,明确了腔内泌尿外科的概念和范畴,是世界上第一部全面系统介绍腔内泌尿外科技术的专著。考虑到前列腺疾病的发病率很高,是中老年男性的多发病和常见病,当时国际上大多利用微波、射频、激光等技术进行腔内热疗治疗前列腺疾病,但由于相关概念不清,使用温度过低影响了疗效,致使该项技术陷入低谷。1995年《腔内泌尿外科学》再版时,郭应禄提出了三个温度段的概念,即把温热疗法分成 60℃以下、60～100℃及 100℃以上三段。60℃以下对组织的影响为可逆的改变,相当于理疗;60～100℃可使组织凝固、坏死、脱落,为不可逆改变;100℃以上为碳化和汽化段。他还提出了临床应用的标准:第一段为 43～50℃,第二段为70～90℃,第三段为 300℃以上,澄清了国际上在局部热疗操作中模糊不清的概念,减少了合并症,提高了疗效。《腔内泌尿外科学》和吴阶平主编的《泌尿外科学》成为我国泌尿外科医师的必读书籍。

郭应禄共主编著作 32 部,发表论文 300 余篇,成果 20 余项;1991 年创建腔内泌尿外科和体外冲击波碎石学组,1995 年创建中华医学会男科学会并组建北京医科大学泌尿外科培训中心,成立吴阶平泌尿外科医学基金会;1994 年获首届吴阶平-杨森医药学研究奖一等奖,2000 年被评为北京市先进工作者,2001 年获"北京市优秀共产党员"称号,2003 年获北京大学"桃李奖",2004 年获"北京大学优秀共产党员标兵"称号,2005 年创建中国医师协会泌尿外科医师分会并任主任委员,提出要将协会办成真正维护医生权益、帮助医生成长的"医师之家"。同年,由他一手创办和主持的北京大学第一医院男科中心开业。该中心集中了一批国内一流的男科专家与教授,配备了最新的医疗和科研设备,力求成为行业医疗、教学、科研和预防专业机构的典范。截至 2011 年,郭应禄已经培养了 50多名博士研究生、1 名博士后。他倡导的泌尿外科"人才工程"、"将才工程"等继续教育项目,为我国泌尿外科学的人才队伍建设作出了卓越贡献。

(三) 吴阶平的其他学生培养工作

1960 年,北京医学院即将由北京市划归卫生部领导,面向全国招生,分配到全国各地。为了解决北京地区医务人员的来源，北京市决定：由北医调部分骨干，创办北京第二医学院，招收北京生源，毕业后分配在北京工作。这时，吴阶平在北医创办的泌尿外科正日渐走上正轨，同时又和天津虞颂庭教授共同帮助协和医院恢复泌尿外科工作。1960年3月，他被任命为北京第二医学院筹备委员会主任，不得不辞掉了协和的工作。创建北二医，使吴阶平对医学教育和人才培养的认识更加全面和深刻。那时候，每当学校讨论教学计划时，各科老师都争学时，都觉得自己的学时不够。吴阶平却认为，教课当然要有学时，但并不是越多越好，主要问题是对教学的目的要明确。以泌尿外科为例，如果老师要了很多课时，把泌尿外科的知识教得全面、高深，似乎很好，但学生毕业后并不是都去当泌尿外科医生。因此，不管哪门课的教师，其任务都是教学生如何做医生，而不是如何做某学科的专家，做某种专家那是毕业以后的事。

另一个问题是教师讲课要分清主次，在讲本系统内容时要讲与有关系统的联系，今后无论做哪一科的医生，在这里学的知识对他都有帮助。只有学生在课堂上学到的知识能够转化为解决实际问题的能力，这样的授课才是成功的。再有一个问题是授课要讲究艺术，有学问的人不一定讲课讲得好，因此要认真备课，真正做到教学相长。备课包括三个方面的准备：第一，要有真正科学适当的内容；第二，怎样才能表达清楚，让学生能听得懂、记得住、用得上，能给学生留下深刻的印象，这就要有严密的逻辑性；第三，表达要有艺术性，生动活泼，对学生有吸引力。吴阶平一直对自己的教学理念身体力行，他讲课清晰流畅，概念准确，强调基础知识、基本技能的扎实积淀和巩固提高，讲课时注意学生的感受，言语通俗易懂，风趣而幽默，很能吸引学生的注意力。有的学生说："听吴老师讲课，概念精准，内容丰富，融会贯通，趣味横生，是一种享受。"有的学生多年后见到老师还说："吴老师，你当初上课讲的内容，我现在还记得。"

吴阶平曾在《人民教育》杂志上发表文章，呼吁废除学校"填鸭式"、"灌输式"教学，主张启发式教学法。他认为应把"教师教知识，学生学知识"改为"教师教本领，学生学本领"；本领需要知识，知识不是本领，这是教学中最关键的。吴阶平认为过去医学教育中存在着三个某种程度的脱节：一是医预科与基础医学脱节；二是基础医学与临床医学脱节；三是临床教学与医疗实践脱节。要解决这些问题，必须在教学计划和组织安排上加以改革。在他的建议下，基础和临床各教研室，克服困难创造条件，陆续成立了课外兴趣小组，并在学生中广泛开展读书活动，学习效果明显提高。经过5年努力，北二医迅速成长。

"文革"期间，北医第一附属医院的泌尿外科研究室也被关闭，1972年恢复。

1978 年,在研究室的基础上成立了北京医学院泌尿外科研究所,吴阶平出任所长。研究所成立后,很快成为集科研、教育与国际交流等功能于一身的重要机构。吴阶平在这里开始了新时期的学生培养工作。

1978 年,吴阶平招收了两名硕士研究生,即张德元和鹿尔驯,与孙昌惕合带。张德元是 1956 年北医的本科毕业生,硕士毕业后留所继续从事泌尿外科学工作,1988 年赴联邦德国斯图加特路透(REUTER)泌尿医院专修泌尿内窥镜手术,曾任北医第一附属医院泌尿科主任。

1979 年、1980 年,吴阶平各招收了一名硕士,分别为石涛和任宗英。石涛 1976 年毕业于北京大学医疗系六年制,1979 年入读硕士研究生,1982 年毕业,分配至西安交通大学第二医院泌尿外科工作,现为教授,主任医师。

鹿尔驯 1981 年硕士毕业后,继续攻读吴阶平的博士。吴阶平大三时因肾结核切除一侧肾脏后,就非常留意一侧肾脏切除后另一侧肾脏的代偿作用,鹿尔驯就在吴阶平指导下进行了这个方向的研究,对比年轻和年老的大白鼠在切除一侧肾后留存肾代偿性生长的差异。术后“代偿性生长”是依靠患者的血清中出现的“促肾生长因子”对肾细胞的影响而实现的。鹿尔驯分别用两种血清与两种肾细胞进行交错组合式培养,反复实验的结果与吴阶平通过临床实践得出的结论一致:年轻的动物术后肾代偿性生长明显好于年老的动物;年轻大白鼠和年老大白鼠的肾细胞对同样的血清都有反应,但年轻大白鼠的反应强得多;年轻的和年老的动物在术后血清中都出现促肾生长因子,但年老动物促肾生长因子的促进作用明显较弱;若用年轻动物术后的血清与年老动物的肾细胞放在一起培养,则能获得代偿性生长较好的效果。1984 年,鹿尔驯在此实验基础上写成博士论文《肾脏代偿性生长与年龄的关系》,12 月 6 日进行博士论文答辩,答辩委员会主席熊汝成,论文评阅人虞颂庭、沈绍基,委员于惠元、邵鸿勋、孙昌惕、吴德诚,并聘请了全国 18 个单位的 20 位专家做了书面评议。最终一致通过论文答辩,并建议授予博士学位,鹿尔驯成为我国第一个泌尿外科学博士。毕业后,鹿尔驯继续从事泌尿外科学工作,现为北京海军总医院泌尿外科教授、主任医师,享受国务院政府特殊津贴。

吴阶平的第二个博士生韩可汉是 1981 年入读的北医泌尿外科研究所硕士,硕士期间由孙昌惕指导。1985 年,韩可汉开始攻读吴阶平的博士,副导师为顾方六,研究方向也是肾脏代偿。与鹿尔驯类似,韩可汉用人体细胞和肾切除后的血清做实验,也将实验材料按年龄进行交错组合式培养,获得了同样的结论。在实验过程中又发现抗癌药物对肾代偿性生长的不良影响。代偿性生长是术后最初两周内产生的,若抗癌药物的应用推迟两周,就有利于病人术后的康复。1987年,韩可汉通过博士学位论文答辩,毕业后留所;1988年前往联邦德国波恩大学进修,在国外进行了糖尿病肥大及肾代偿性生长的电镜观察及定量分析研究,并作了胰岛移植工作;1990年回国,继续肾代偿性生长研究。

蔡松良,1973年毕业于浙江医科大学,1982年获浙医大硕士学位,毕业后留校。1983年,吴阶平在浙江医科大学办讲座,很多人来听课,蔡松良就站在讲台边上。蔡松良来此是想针对吴阶平《泌尿外科学》中的很多问题向吴阶平请教的,"但是不知道他(吴阶平)这个人的气量怎样,所以心里很忐忑"。讲座结束后,蔡松良恭敬地上前问候吴阶平:"您刚刚的讲座说了很多,我感触也很多,但是泌尿外科那本书里还是有些问题想和您探讨一下。"谁知吴阶平马上说:"岂止是问题啊,还有很多错误呢!"吴阶平的气度让蔡松良十分佩服,之后他花了一个月的时间,写了39页的意见寄给吴阶平。后来,蔡松良看到了《光明日报》上吴阶平的招生启事,毫不犹豫地舍弃了即将晋升为副院长的机会,转而到北京求学。1986年,蔡松良考入北医泌尿外科研究所读博,由吴阶平与顾方六合带,1988年获得博士学位,毕业后回到浙江医科大学,现为浙江大学医学院附属第一医院教授、主任医师、硕士生导师。

1987年,吴阶平招收了两个博士——范杰和汪迪,分别与沈绍基、郭应禄合作指导。范杰于1989年获得博士学位,汪迪于1990年获得博士学位。

此后十余年,吴阶平没有再亲自指导硕、博士研究生。直到2000年前后,吴阶平又与郭应禄以及北京大学基础医学院生理学系教授张志文合作,指导了一名博士生——杨风光。杨风光于2004年取得博士学位。

自1978年后,以吴阶平为第一导师的学生可以汇总如表3-1所示:

表3-1　吴阶平的学生培养工作(1978年后)

入学年	毕业年	学位	姓名	论文题目	导师
1978	1982	硕士	张德元	钙性尿石形成的危险因素及其临床意义	吴阶平 孙昌惕
1979	1982	硕士	石涛	膀胱灌注抗癌药物时影响药物吸收的因素	吴阶平 顾方六
1980	1983	硕士	任宗英	食糖对肾结石形成的影响	吴阶平 顾方六

（续表）

入学年	毕业年	学位	姓名	论文题目	导师
1981	1984	博士	鹿尔驯	肾脏代偿性生长与年龄的关系	吴阶平
1985	1987	博士	韩可汉	肾切除后留存肾代偿性生长早期过程的实验研究	吴阶平 顾方六
1986	1988	博士	蔡松良	肾细胞癌的细胞起源：肾脏特异性单克隆抗体和选择素的免疫组化研究	吴阶平 顾方六
1987	1989	博士	范杰	Tamm-Hors fall 蛋白在草酸钙结石形成中的促进作用及乙酰半胱氨酸抑制 TH 蛋白聚合、防止尿石形成的研究	吴阶平 沈绍基
1987	1990	博士	汪迪	膀胱移行上皮癌单克隆抗体制备及应用于免疫病理分析	吴阶平 郭应禄
NA	2004	博士	杨风光	过氧化物酶体增殖激活物受体 γ（PPARγ）与肾癌关系的研究	吴阶平 郭应禄 张志文

从师承关系上来说，吴阶平在 1978 年后培养的硕士、博士也与沈绍基、孙昌惕、顾方六、郭应禄一样，属于吴阶平学术谱系的第 2 代。但由于吴阶平参与创建北二医期间和"文革"期间，没能继续进行学生培养工作，导致中间出现了接近 20 年的"断代"，加之这些学生大多是吴阶平与沈绍基、孙昌惕、顾方六、郭应禄合作指导的，所以也可以划分到第 3 代。一个显而易见的事实是，吴阶平历年培养的硕、博研究生，在毕业后仍然活跃在泌尿外科学专业领域，除了像顾方六、郭应禄这种成就卓越的得意门生外，其他学生也都成长为泌尿外科学的专家学者，在临床、科研和教学上取得了相当的成果，为我国泌尿外科学的学科发展贡献着智慧与力量。

（四）吴阶平学术谱系的其他早期成员

自北大医院泌尿外科专科建立，除了沈绍基、孙昌惕以及吴阶平培养的硕博士研究生之外，还有很多临床医生和科研人员，也一直跟随吴阶平在北大医院从事泌尿外科学的医疗、教育化研究工作，包括吴文斌、张季伦、薛兆英、那彦群、潘柏年、俞莉章、辛殿祺等。他们可能是本科毕业或从其他高校毕业后，直接进入泌尿外科研究所工作,有的教育程度没有达到硕博士,没有确定的导师,但在工作中也都受到了吴阶平、郭应禄等谱系成员的指导和影响;并且,在日后的发展中,也取得了诸多学术成就,具有一定的学术地位,业内和社会上对他们的认可也都是与吴阶平学术谱系的背景相关联;他们中的一些也逐步参与了学生培养的工作,独立或与他人合作培养了若干下一代的硕、博士研究生。

吴文斌,自北医泌尿外科研究所建立起就在所里工作,后来担任《中华泌尿外科杂志》第一届、第二届副总编辑。

张季伦,1960年毕业于北医,分配到第一附属医院外科,完成各外科轮转后,1963年进入泌尿研究室,先学习两年病理,后来进入临床部;1988年,协助沈绍基培养了硕士研究生金杰。

薛兆英,1963年毕业于北京医学院医学系,先后在北京医科大学泌尿外科研究所任住院医师、主治医师、副主任医师、博士生导师;曾先后到加拿大蒙特利尔和比利时、荷兰进修学习,1989年破格晋升为主任医师、教授;曾任北大医院泌尿外科副主任、主任,北京大学泌尿外科研究所副所长;现任北京大学第一医院泌尿外科教授、主任医师、博士生导师。他擅长泌尿外科学及男科学教学、临床与科研工作,在国内外杂志发表论文60余篇。

那彦群,生于1945年,20世纪70年代初从天津医学院毕业后分配到天津医院,泌尿外科漆安生教授是他的专业启蒙老师。天津医院是以创伤骨科为主的医院,当时没有泌尿外科,做泌尿外科专业的只有他们师生两个人。那彦群的家在北京,为解决夫妻两地分居的问题,1976年那彦群到北大医院人事处,毛遂自荐,成为北大医院的一名总住院医生。1980年,全国招收35岁以下公派出国研究生,那彦群正好35岁,次年,他参加了当时国家教委主持统一选拔考试,卫生部原本决定全国选拔4名留学生的考试,最终只有两人合格,那彦群便是其中之一。1982年,那彦群前往东京医科齿科大学学习,在两年内完成了博士课程的学习,放弃了必须学完4年才能拿到的博士学位,回到了国内。回国后,他在国内较早地开展了经尿道切除膀胱肿瘤以及应用软性膀胱镜和输尿管镜。20世纪80年代中后期努力开展尿路肿瘤的化学治疗,在睾丸肿瘤的全身化疗和膀胱癌的动脉化疗方面取得了一定的成绩。90年代,他又在国内率先开展了应用腹腔镜诊断和治疗泌尿外科疾病的临床研究,成功地将腹腔镜应用于泌尿外科进行肾切除、肾囊肿切除、肾上腺体切除,开展前列腺支架和输尿管支架技术,达到国际先进水平。1993年以来,那彦群在国内首先研究和开发了网状支架和置入器并在临床应用,关于记忆合金网状支架和激光治疗前列腺增生的临床研究,填补了国内空白。那彦群还作为负责人,承担国家"十五"科技攻关、国家自然科学基金、国家教委重大课题等专项研究。现为北京大学教授、主任医师、博士生导师,曾任北京大学首钢医院院长、北京大学泌尿外科研究所所长,中华医学会泌尿外科学分会主任委员、北京医学会泌尿外科学分会主任委员、北京医学会泌尿外科学分会主任委员、《中华泌尿外科杂志》总编辑、《中华外科杂志》副总编辑、《中华医学杂志》常务编委;曾多次获得国家科技部、卫生部科技成果奖,卫生部中青年优秀论文奖、北京市科技成果奖、北京医科大学科技成果奖等奖励。

潘柏年,1946年3月出生,安徽南陵人。1970年毕业于北京医科大学。现为北京大学第一临床医学院泌尿外科主任、教授、硕士博士生导师,国际泌尿外科学会会员、中华医学会北京分会泌尿外科专业委员会委员。潘柏年长期从事临床泌尿外科医疗、教学及科研工作。对普通泌尿、泌尿男生殖系统肿瘤、前列腺疾病、尿道狭窄等有较熟练的诊治技术,除能完成临床泌尿外科绝大多数疑难病症的诊断和治疗外,尤其擅长腔内泌尿外科手术。1986—1987年曾赴日本研修。

20余年来,潘柏年已完成经尿道前列腺电切除术(TURP)及经尿道膀胱肿瘤电切除术(TURBT)7 000余例次,开展输尿管镜、经皮肾镜、尿道狭窄内切开腔内尿道成形术近600例次,均取得满意效果。在致力于提高本单位腔内泌尿外科技术水平的同时,他协助北京及外省市若干家医院成功开展了经尿道电切手术,还在北京、大连、广州、厦门、南宁、九江、乌鲁木齐、哈尔滨等城市为全国近千名泌尿外科医师举办了腔内泌尿外科新技术培训,为基层和广大青年医师了解和掌握该技术,并使该技术尽快在全国普及推广作出了自己的努力。其主要科研方向为泌尿男性生殖系肿瘤、前列腺疾病及尿道狭窄的研究,科研成果曾获卫生部医药卫生科学技术进步奖1项及北京市科学技术进步奖1项,获国家自然科学基金1项,他多次被评为北京大学医学部及院先进个人与继续教育优秀教师奖;2000年始享受国务院颁发的政府特殊津贴;主编《现代前列腺疾病》、《男性不育与辅助生殖技术》专著,参加《泌尿外科学》、《腔内泌尿外科学》、《临床外科学》、《外科学》、《危症急诊的诊断和治疗》及《现代泌尿外科诊疗手术》等十余部专著的撰写;在中华级核心专业刊物上发表论文50余篇。培养研究生十余名。

俞莉章,1970年7月毕业于上海医科大学医学系,先后赴加拿大、挪威、美国学习导向治疗方面的研究及分子生物学的有关技术;现任北京大学泌尿外科研究所免疫室主任,从事泌尿外科肿瘤的导向诊断、导向治疗、基因表达、基因治疗以及细胞凋亡等研究工作;曾任北京大学第一医院科研处处长,在北京大学泌尿外科研究所工作期间,开展了膀胱癌导向诊断和导向治疗的系列研究;在国内首先建立了第一株体外培养的人膀胱移行细胞癌细胞系 BIU-87,并进行十项生物学特性鉴定,又制备多株分泌抗人膀胱癌单克隆抗体的杂交瘤细胞株;成功地进行膀胱癌患者的导向诊断和导向治疗。这是当代导向诊断和导向治疗最成功的例子之一。系列研究成果使其在第五届亚洲泌尿大会上作大会发言。2002年,俞莉章完成了抗人膀胱癌人-鼠嵌合抗体的表达和抗体的功能鉴定。

辛殿祺,1987 年调入北医泌尿外科研究所实验室部,参与撰写《Clusterin 前导序列抗前列腺癌细胞凋亡作用的研究》《中国汉族男性 CYP17 基因多态性与前列腺癌发生危险性的关系》《短期新辅助治疗对前列腺癌组织内聚集素蛋白表达的影响》等 36 篇论文。2003 年任副所长。

第四节　谱系的成熟:20 世纪 90 年代至今

一、枝繁叶茂的谱系第三代

泌尿外科学术谱系进入第三代,在质和量上都发生了变化。从质上来说,高等教育的发展,为学术谱系的人员构成提供了一个客观的标准,谱系成员大多是具有直接师承关系的硕士、博士研究生。从量上来说,第 3 代学术谱系的成员数量显著增加,其主要原因:一是高等教育发展,高校逐年扩招,学科逐步分立,给了更多学生深造的机会;二是第 2 代学术谱系成员(如顾方六、郭应禄)培养学生的条件比较成熟,不像谢元甫、吴阶平早期那样连专科建制都没有,学生培养只能靠手把手地教,而他们依托高校培养体系,学生数量上的增长不会带来太多压力;三是自"文革"后中国社会大环境相对稳定,高等教育尤其是医学高等教育受到政府的重视,虽然也历经了改制、并校等诸多波折,但学生培养工作一直没有中断,数量上也保持逐年上升的趋势。

此外,第三代学术谱系成员的研究的方向更为细化,这是符合学科发展一般规律的,而且同一名导师的所有学生的研究领域也更为集中,在相近时期内培养学生的研究方向也往往是一致的。相对应地,这一时期的学科发展也进入了高度建制化的阶段,已经逐步出现了专业再次细分的现象,第三代学术谱系的成员也根据研究方向的不同出现专业上的分流。可以说,以吴阶平为中心人物的我国泌尿外科学学术谱系,在第3代已经达到了谱系的成熟。

(一)沈绍基、孙昌惕的学生培养工作

1985年,沈绍基招收了第一个硕士研究生金杰,与张季伦合带。金杰于1988年硕士毕业后,留所工作,擅长各种泌尿男科疾病的诊断治疗。现为北京大学泌尿外科研究所所长,主任医师、教授,中华医学会男科学分会北京市常委、中国医师协会泌尿外科医师分会专业委员、北京大学泌尿外科医师培训学院专家委员。

1982年,沈绍基被聘为兰州医学院研究生答辩委员会委员。1983年,兰州医学院"79级"研究生陈一戎、何家杨申请北京医学院硕士学位,并通过答辩。1985年,兰州医学院聘请沈绍基兼任硕士生导师。其中,陈一戎1967年毕业于兰州医学院医疗系,1979年考入兰州医学院泌尿外科专业研究生,指导老师为沈绍基、刘国栋。1983年毕业后获北京医学院医学硕士学位,并留兰州医学院工作。

1987年,吴阶平招收博士生范杰,沈绍基协助指导。范杰1989年毕业获得博士学位。

1991年,郭应禄招收实验博士安瑞华,沈绍基协助指导,第三导师为冯陶。冯陶是泌尿外科研究所实验室部研究员,自建所起就在此工作。安瑞华1994年毕业取得博士学位。

1978年,吴阶平招收硕士研究生张德元、鹿尔驯,孙昌惕与他合作指导。张德元1981年毕业后留所,鹿尔驯转博。

1981年,孙昌惕招收硕士研究生韩可汉。1985年,韩可汉继续攻读博士,由吴阶平、顾方六指导。

谷现恩,1984年毕业于河南医科大学,后考取孙昌惕的硕士研究生,1989年毕业后继续从事泌尿系结石的研究,现为泌尿外科主任医师、教授、硕士生导师,任北京市垂杨柳医院(北京微创医院)泌尿疾病中心主任兼微创泌尿外科专业主任。

(二)顾方六的学生培养工作

1979年,吴阶平招收硕士研究生石涛,顾方六任副导师。石涛1982年毕业。

1980 年,吴阶平招收硕士研究生任宗英,顾方六任副导师。任宗英 1983 年毕业。

1981 年,孙昌惕招收硕士研究生韩可汉。韩可汉 1985 年转博后,由吴阶平与顾方六合带。

1984 年,吴关考取北医泌尿外科研究所的硕士研究生,进行膀胱癌方向的研究,由顾方六指导,后来转博,博士指导老师仍为顾方六,1989 年毕业。毕业后,吴关留在泌尿外科研究所工作,现为美国罗切斯特大学泌尿外科学副教授。

1985 年,顾方六招收硕士研究生陈勇。陈勇 1987 年转博,继续跟随顾方六,1990 年博士毕业,毕业后留所。

1986 年,张文标考取泌尿外科研究所硕士研究生,1988 年转博,导师顾方六,1991 年答辩,获得博士学位后留所。

1986 年,杨勇毕业于北京医科大学医学系,继续攻读泌尿外科研究所硕士研究生,1988 年转博,导师顾方六;1990 前往英国爱丁堡大学联合培养,从事前列腺癌的研究;1991 年回国,次年毕业获得博士学位;2012 年 8 月调任北京大学肿瘤医院暨北京肿瘤医院任科主任、主任医师、教授、博士生导师。

1986 年,申建成进入泌尿外科研究所攻读硕士学位,1989 年转博,导师顾方六,1992 年毕业,留所工作。

1986 年,吴阶平招收博士生蔡松良,顾方六协助指导。蔡松良两年后毕业,回到浙江医科大学。

1983 年,黄晓波毕业于北京医科大学医学系,在北京大学人民医院泌尿外科任住院医,1987 年考入北京大学医学部研究生院,从事肾癌临床和相关的基础研究,由顾方六指导;1991 年毕业并获得临床医学博士学位,毕业后又回到北京大学人民医院泌尿外科工作。

1988 年,韩文科毕业于北京医科大学医学系,获医学学士学位;同年,作为优秀毕业生被免试推荐研究生,就读于北京医科大学第一临床医学院泌尿外科,师从顾方六;1990 年转博,1993 毕业获临床医学博士学位,毕业后留本院泌尿外科工作,从事泌尿外科和肾移植医疗、科研及教学工作。

1991 年,赵继懋入读临床博士,师从顾方六,副导师薛碧娟(时任北医泌尿外科研究所实验室部生化室主任),1994 年毕业;在泌尿外科研究所完成住院医师和总住院医师培养,现为北京友谊医院泌尿外科主任医师、副教授、博士生导师。

1991 年,顾方六和冯陶合作指导了实验硕士研究生郝川。郝川 1965 年生于山西,1988 年毕业于山西医科大学临床医学系,获医学学士学位;1991 年考入北医泌尿外科研究所,1994年毕业,获外科学硕士学位。现为山西医科大学第二医院泌尿科主任医师。

1991年,郭德荣进入北京医科大学泌尿外科研究所攻读实验硕士,1995年博士毕业,导师为顾方六、周爱儒。现为中山大学第五医院主任医师、硕士研究生导师。

顾方六指导的博士生有四名在1996年毕业,分别为邓方明、王行环、张小东、姜辉。

邓方明,1991年进入北京医科大学泌尿外科研究所攻读实验硕士,1996年博士毕业获得博士学位,其研究方向为良性前列腺增生定量形态学、细胞增殖和凋亡状态及其相关因素。

王行环,毕业后曾在美国纽约大学微创泌尿外科中心和南加州大学诺里斯(Norris)医院学习。现任中南医院副院长,泌尿外科科主任,外科学教研室副主任。

张小东,2004年底调入首都医科大学,任首都医科大学泌尿外科研究所副所长、北京朝阳医院泌尿肾病诊疗中心主任,主任医师、教授、博士生导师、博士后导师。

姜辉,现为北京大学第三医院泌尿外科副主任,男科诊疗中心负责人,泌尿外科教授、主任医师、硕士生导师。

顾方六、俞莉章联合指导的两名博士研究生杨宝龙、张民于1997年毕业,通过答辩获得博士学位。其中,杨宝龙现为中国人民解放军海军总医院泌尿外科教授、主任医师,《创伤外科杂志》编委。

(三)郭应禄的学生培养工作

张祥华,1984年毕业于北京医科大学获得学士学位,同年考入北京大学第一医院郭应禄教授的临床硕士研究生,1988年毕业。1990—2003年分别在日本、加拿大学习工作,获得医学博士学位并完成博士后训练。现任北京大学吴阶平泌尿外科医学中心副主任、博士研究生导师,北京大学泌尿外科医师培训学院副主任、北京大学第一医院临床伦理委员会委员。

1985年,郭应禄协助吴阶平培养研究生汪迪。汪迪1987年转博,1990年毕业。

周利群,1987年毕业于白求恩医科大学英语医学系,获医学学士学位,同年跟随郭应禄攻读临床技能硕士，1989 年转博，1992 年博士毕业。现任北京大学第一医院泌尿外科主任，北京大学泌尿外科研究所副所长。

李宁忱，1988 年毕业于北京医科大学医学系，获学士学位，同年随郭应禄攻读泌尿外科研究生，1993 年获医学博士学位。现任职于北京大学泌尿外科研究所，北京大学第一医院泌尿外科任副教授、副主任医师。

1989 年，郭应禄招收伊朗籍硕士哈扎伊，1991 年转博，1994 年毕业。

安瑞华，1988 年获哈医大外科专业硕士学位，1991 年实验博士入学，1994 年毕业，导师为郭应禄、沈绍基、冯陶，2001 年入哈医大博士后流动站。现任哈医大教授，哈医大附属第一医院泌尿外科主任医师、科主任，是黑龙江省首位泌尿外科博士研究生导师。

何志嵩，1988 年 7 月毕业于北京医科大学医学系获学士学位。1988 年 9 月—1991 年 8 月分配到北京医科大学第一附医院泌尿外科，1991 年 9 月考入北京医科大学研究生院，师从郭应禄、俞莉章，攻读外科学系泌尿外科专业；1994 年 7 月获临床医学博士学位。毕业后他在北京大学第一医院泌尿外科从事临床医疗、教学和科研工作。

宋永胜，导师郭应禄、侯云德、俞莉章，1995 年毕业获博士学位。

邓焱，1996 年毕业博士。

邢念增，1997 年毕业博士，导师郭应禄、张智清。1998 年赴美国世界著名医学中心——梅奥医学中心（Mayo Clinic）留学 4 年，现任首都医科大学附属北京朝阳医院泌尿外科副主任、首都医科大学泌尿外科研究所常务副所长。

张传波，1997 年毕业博士，郭应禄与三院陈忠新合作指导，任职于北医三院。

1998 年毕业四名博士。其中：钭理强，导师为郭应禄、张智清；姜学军、李宏军，导师均为郭应禄；席志军，1993 年毕业于北京医科大学并获得学士学位，1998 年在北京医科大学研究生院获得泌尿外科博士学位，硕士及博士研究生的导师均为郭应禄。

常连胜，1999 年毕业博士，导师为郭应禄、冯陶，之前为华西医科大学泌尿外科硕士毕业，后至美国杜克大学进修泌尿外科博士后。

田溪泉，1999 年毕业博士，由郭应禄与潘天明合带，同年 8 月到首都医科大学附属北京朝阳医院泌尿外科工作。

苑学礼，1999 年毕业博士，导师为郭应禄、谢蜀生。1989 年毕业于哈尔滨医科大学，1991 年考取硕士研究生，1996 年到北京医科大学攻读博士学位，1999

年毕业后即受邀到哈佛大学医学院移植研究中心进行博士后研究。

庄立岩,1999 年毕业博士,导师为郭应禄、张志文。

王国良,2000 年毕业博士,1995 年 7 月毕业于北京医科大学,获得临床医学学士学位,同年免试就读北京医科大学外科学硕士生,师从北京大学第三医院陈忠新教授。1997 年 9 月进入北京大学医学部攻读博士研究生,师从郭应禄,2000 年 7 月毕业,获得医学博士学位,同年进入北京大学第三医院泌尿外科工作。

黄啸,2001 年毕业博士。

林桂亭,2001 年毕业博士。林桂亭系潍坊医学院本科,哈尔滨医科大学硕士,后移民美国。

张强,2001 年毕业博士。

张志超,2001 年毕业博士。

2003 年毕业博士艾军魁、宋卫东、汪清、叶雄俊、张勇、赵磊、朱宏建。其中,叶雄俊现任北京大学人民医院泌尿外科副主任医师;赵磊,由郭应禄和陈忠新合带;朱宏建任武警总医院泌尿外科副主任医师。

李学松,1999 年毕业于北京医科大学临床医学系,获学士学位,同年免试保送研究生,师从北京大学泌尿外科研究所薛兆英教授和郭应禄院士。博士研究生课题系有关前列腺癌的基础研究,2004 年获北京大学医学部泌尿外科临床医学博士学位。

刘武江,2004 年毕业博士。

买铁军,2004 年毕业博士,由郭应禄和汪欣合带。买铁军现任煤炭总医院副主任医师。

生亦农,2004 年毕业博士。

武学清,2004 年毕业博士,后前往美国爱荷华大学生殖生理学博士后,现任职于山西省儿童医院辅助生育中心。

闫勇,2004 年毕业博士,1985 年毕业于遵义医学院医疗系大学本科,1989—1992 年师从薛兆英读硕士,2001 年来所读博,2004 年毕业后,到北京朝阳医院泌尿外科工作。

张骞,2000 年毕业于北京大学医学部获医学学士学位,2005 年毕业于北京大学泌尿外科研究所,导师为郭应禄、金杰。现任北京大学第一医院泌尿外科副主任医师。

赵旭旻,2005 年毕业博士,导师郭应禄、周利群。

朱绪辉,2005 年毕业博士,导师郭应禄、辛殿祺,现任北京朝阳医院西院区泌尿外科主治医师、讲师。

谌诚,2002 年毕业于北京大学医学部临床医学七年制硕士班,2005 年获得临床医学博士学位,导师为郭应禄、金杰,现任北京大学第一医院泌尿外科副主任医师。

杨学贞,2005 年获北京大学与美国哥伦比亚大学联合培养泌尿外科学专业医学博士学位,导师为郭应禄。

袁亦铭,2005 年毕业博士,导师为郭应禄、辛钟成,现任北京大学第一医院男科主治医师。

李伟,2006 年毕业博士。

张晓,2006 年毕业博士。

彭靖,2006 年毕业博士,导师为郭应禄,金杰,现任北京大学第一医院男科副主任医师。

陈亮,2007 年毕业博士,导师为郭应禄、辛钟成,现任北京大学人民医院泌尿外科副主任医师。

刘刚,2007 年毕业博士,导师为郭应禄、辛钟成。

虞巍,2007 年毕业博士,导师为郭应禄,金杰,现任北京大学第一医院泌尿外科副主任医师。

张勇,2009 年毕业博士。

刘凌琪,2010 年毕业博士,硕士导师为辛殿祺,博士导师为郭应禄。

王海峰,2011 年毕业博士。

张楠,2012 年毕业博士,导师为郭应禄、姜学军。

巩艳青,2012 年毕业博士。

(四)其他谱系成员的学生培养工作

1. 薛兆英的学生培养工作

薛兆英于 1989 年招收硕士闫勇。闫勇于 1992 毕业,2001 年考取郭应禄博士研究生。

龚权,1995 年毕业硕士。

高冰,1995 年毕业博士,现任北京大学第一医院男科副主任医师、副教授。

王晓,1997 年毕业硕士。

张伦,1997年毕业硕士。

张凯,1993年毕业于北京医科大学临床医学系,1998年在北京医科大学泌尿外科研究所获医学博士学位,导师薛兆英、张志文。

郭宏骞,1999年毕业博士,导师是薛兆英、张志文,现担任南京大学医学院附属鼓楼医院泌尿外科主任。

王刚,1993年毕业于北京医科大学,获学士学位。1999年毕业于北京大学泌尿外科研究所,获博士学位,导师是薛兆英、张志文,毕业后留校工作。

王嵩,2000年毕业硕士,导师薛兆英、张智清。

林云华,2000年毕业硕士,导师为薛兆英、金杰。他本科也毕业于北京大学医学部,博士毕业于首都医科大学,现任北京安贞医院泌尿外科副主任医师、讲师。

柳晓辉,2003年毕业博士,现为澳门政府仁伯爵医院泌尿外科专科医生。

2. 俞莉章的学生培养工作

1991年起,协助郭应禄培养临床博士何志嵩,1994年毕业。

协助郭应禄、侯云德培养博士宋永胜,1995年毕业。

协助顾方六培养博士杨宝龙,1997年毕业。

协助潘柏年培养硕士郭义峰、佟明,1999年毕业。

2002年,博士白银毕业,导师俞莉章、王琰。

3. 张德元的学生培养工作

张晓春,1987年7月毕业于北京医科大学医学系(6年制),同年进入北京医科大学研究生院学习,师从张德元攻读硕士。他于1991年1月通过临床硕士论文答辩,提前半年获得临床硕士学位。毕业后留所工作。2002年6月—2003年7月在美国中佛罗里达大学分子生物学系学习1年,现任北京大学第一医院泌尿外科主任医师,兼任泌尿所化学系主任。

张晓春也继续培养硕士研究生,2006年毕业硕士何群。

4. 那彦群的学生培养工作

那彦群培养的伊朗籍研究生纳迪,1994年毕业。

罗广承,1997年硕士毕业,毕业后在厦门大学附属中山医院工作,现任厦门中山医院泌尿外科副主任医师、副教授。

吴士良,1991年毕业于北京医科大学并获得学士学位,2001年获得泌尿外科硕士学位,2005年于北京大学获得泌尿外科博士学位。

宋毅,1996年毕业于北京医科大学医疗系,获硕士学位;之后在北京医科大学第一附属医院泌尿外科任住院医师;1997年考入北京医科大学研究生院,师从那彦群教授,攻读外科学系泌尿外科专业博士研究生。2000年7月毕业,获临床医学博士学位。

龚侃,1996年毕业于首都医科大学获医学学士学位,2001年毕业于北京大学泌尿外科研究所获外科学医学博士学位,导师为那彦群、张志文,现任北京大学第一医院泌尿外科副主任医师。

李贵忠,2003年博士毕业于北京大学医学部,导师那彦群,现任北京积水潭医院泌尿外科副主任医师。

林健,2003年硕士毕业,2005—2006年日本冈山大学医学齿学部访问学者。

李鸿伟,2003年博士毕业。

宋涛,2005年博士毕业,导师为那彦群、李鸣,1988年毕业于第一军医大学,同年开始在解放军总医院从事泌尿外科专业,后取得解放军总医院硕士学位,现任职301医院。

杜鹏,1990—1995年就读于河南医科大学,获医学学士学位;2000—2005年就读于北京大学泌尿外科研究所及北京大学第一医院,获医学博士学位;现任北京大学肿瘤医院泌尿外科副主任医师,副教授。

史立新,1994年毕业于上海第二军医大学,同年在301医院泌尿外科工作,2006年获得北京大学医学部医学临床博士学位,现任301医院泌尿外科副主任医师。

柏宏伟,先后毕业于第三军医大学、解放军总医院和北京大学医学部,分获学士、硕士和临床博士学位,2006年博士毕业,现任309医院泌尿外科副主任医师、副教授,全军器官移植研究所泌尿二科副主任。

来永庆,2006年博士毕业,导师为那彦群、毛泽斌,现任北京大学深圳医院泌尿外科副主任医师。

车乐,2007年毕业博士,现任首都医科大学北京朝阳医院副主任医师。

李珲,2007年毕业博士。

关有彦,2007年毕业博士,为那彦群、李宁忱共同指导。关有彦2002年毕业于中国医科大学英文临床医学专业,获得学士学位,同年考入北京大学医学部,就读于北京大学泌尿外科研究所,获得临床博士学位,现任医科院肿瘤医院泌尿外科主治医师。

钱庆鹏,2007年毕业博士,导师是那彦群、张晓春。

侯四川,1987年毕业于青岛大学医学院医学系并留校工作至今;1995—1998年在青岛大学医学院读研究生并获医学硕士学位;2004—2007年在北京大学泌尿外科研究所读在职博士,师从那彦群,现任职于青岛市立医院泌尿外科。

2008 年培养博士李梦强。

2008 年培养博士陈艺成。

2009 年培养博士胡明球。

2011 年培养博士汪磊。

5. 潘柏年的学生培养工作

马乐,1999 年毕业硕士,潘柏年、李鸣合带。马乐现任职于北京妇产医院男科。

李林,1999 年毕业硕士。

贾军辉,1999 年毕业硕士,潘柏年、李鸣合带。

郭义峰,1999 年毕业硕士,潘柏年、俞莉章合带。郭义峰 2002 年毕业于第二军医大学博士,复旦大学博士后,现为上海市第一人民医院移植泌尿科教授。

佟明,1999 年毕业硕士,潘柏年、俞莉章合带。佟明 1990 年毕业于中国医科大学医学系医学专业;1996 年 9 月—1999 年 8 月就读于北京大学泌尿外科研究所,获硕士学位;2000 年 9 月—2003 年 8 月就读于北京大学泌尿外科研究所,获博士学位,现任辽宁医学院附属第一医院泌尿外科主任医师、教授。

贺利军,1996 年毕业于中南大学湘雅医学院,获学士学位,2005 年获得北京大学医学硕士学位,导师潘柏年,现任职于北京大学吴阶平泌尿外科医学中心泌尿外科、男科。

6. 金杰的学生培养工作

2005 年协助郭应禄培养博士张骞、谌诚。

2005 年培养硕士郭辉,2010 年郭辉博士毕业。

2006 年、2007 年,协助郭应禄培养博士彭靖、虞巍。

2008 年培养硕士罗能钦。

2010 年培养博士毕胜。

2010 年培养博士王旭昌。

2011 年培养硕士田健。

2012 年与肖云翔合作培养博士米悦。米悦现任职于北京大学第一医院泌尿外科。

肖云翔,1994 年毕业于北京大学医学系、医学博士,现为泌尿外科研究所副主任医师,主要研究领域为老年男性前列腺增生、尿动力学及女性尿失禁和泌尿专业相关疾病的检查、诊断及治疗。2012 年与张骞合作培养博士范宇。

7. 李鸣的学生培养工作

李鸣是北医泌尿外科研究所的博士后,1994 年博士后出站。

　　李鸣，1982 大学毕业后一直从事泌尿外科临床工作，1988 前往德国美茵兹大学攻读医学博士学位，于 1992 年获得医学博士学位后回国，在北京大学泌尿外科研究所做博士后研究工作，为全国第一批临床博士后，1994 年博士后出站后在北京大学泌尿外科研究所工作，当年被聘为副教授、副主任医师、硕士研究生导师；现任北京大学临床肿瘤学院、北京肿瘤医院泌尿外科主任、主任医师、教授、博士生导师。

　　1997 年培养硕士黄健。

　　2005 年协助那彦群培养博士宋涛。

　　阴振飞，2006 年毕业硕士。

　　甘琳，2007 年毕业硕士。

　　何旺，2008 年毕业硕士。

　　祝志臻，2008 年毕业硕士，现任煤炭总医院泌尿外科主治医师。

　　翟建坡，2011 年毕业博士，现任北京积水潭医院泌尿外科住院医师、讲师。

　　白洁，2011 年毕业博士。

8. 周利群的学生培养工作

　　赵旭旻，2005 年毕业博士，周利群协助郭应禄指导。

　　梁文立，2005 年毕业博士，现任北京博爱医院泌尿科副主任医师。

　　黄晨，2005 年硕士毕业后继续读博，2008 年博士毕业。

　　蔡林，2006 年硕士毕业后继续读博，2009 年博士毕业。

　　宋刚，2006 年毕业博士，现任北京大学第一医院副主任医师。

　　姚鲲，2007 届硕士，转博后 2010 年博士毕业，导师均为周利群。

　　王轩久，2008 年毕业硕士。

　　任建，2003 年毕业于北京大学医学部，获得临床医学学士学位，2008 年毕业于北京大学第一医院泌尿外科，获得泌尿外科学博士学位，导师为周利群，现任北京中日友好医院泌尿外科主治医师。

　　穆大为，2009 年毕业博士，现任职于中国人民解放军空军总院泌尿外科。

　　张崔建，2011 年毕业博士。

　　瓦斯里江·瓦哈甫，2011 年毕业博士，取得北京大学临床医学博士学位后，又顺利考取了中国人民解放军总医院临床医学博士后。

　　王天昱，2012 年毕业博士，导师为周利群、李学松。

　　陈晓鹏，2012 年毕业博士，导师为周利群、李学松。

　　纪世琪，2012 年毕业博士。

9. 辛殿祺的学生培养工作

辛殿祺曾协助郭应禄培养 2005 届博士朱绪辉,其硕士研究生刘凌琪毕业后考取了郭应禄的博士。赵爽是辛殿祺独立指导的硕士研究生,2008 年毕业。

10. 辛钟成的学生培养工作

辛钟成是现北大医院男科中心副主任、主任医师、教授、博士生导师。他曾协助郭应禄指导过两名博士毕业生——袁亦铭和陈亮,分别于 2005 年和 2007 年毕业。

辛钟成独立指导的博士廉文清 2010 年毕业;博士刘涛 2011 年毕业;博士李维仁 2011 年毕业。李维仁现任北京航天总医院泌尿外科主治医师。

二、其他教育与培养形式

继吴阶平之后的第二代、第三代学术谱系成员,在学生培养方面也不仅仅局限于硕士、博士研究生,他们的学术指导、言传身教也影响着一大批身边的进修生和低年资医生;他们还积极参与了各种培训班、远程教育形式的继续教育工作,尤其是自郭应禄 1992 年担任北医泌尿外科研究所所长起,也秉承吴阶平的意愿,启动了多项继续教育工程,为我国泌尿外科学的人才队伍建设作出了很大贡献。

1995 年,北京医科大学泌尿外科培训中心成立,聘请了吴阶平、郭应禄、顾方六、梅骅、马腾骧、周志耀、候树坤、唐孝达、鲍镇美及台湾地区张心湜十名著名专家成立专家委员会,吴阶平担任中心名誉主席,郭应禄担任中心主任,负责全国泌尿外科医师的培训工作与实施。1995 年 1 月,郭应禄率团访问台湾,建立了两岸泌尿外科学术交流长期机制。1997 年,郭应禄提出了启动泌尿外科"人才工程",为全国培养知识面广、工作能力强、素质好和具有创新型意识的专业骨干。截至 2011 年,参加专题培训者多达 3 000 人,参加普及教育者逾 3 万人,此工程现已列入北京大学"211"工程的标志性成果。1998 年,郭应禄提出要让中国泌尿外科于 2020 年达到国际水平的奋斗目标。2002 年,郭应禄启动了泌尿外科"将才工程",在已取得较大培训效果的基础上,把培训重点放在科主任级领军人物上,希望造就一批拔尖人物,甚至达到国际级知名专家水平,成为本专业创新型高级人才。"将才工程"每年向境外派送 100 名以上主任级骨干参加短期学习;举办博士生导师培训班,培训均实施免费教育,成为全国医学继续教育领域的一个亮点。2004 年,北京大学泌尿外科培训中心被中华医学会指定为泌尿外科专科医师培训中心,并经北京大学批准成立了北京大学泌尿外科医师培训学院。通过这些短期培训、远程教育等继续教育手段,学科内部的学术交流更为简便,国际同行互通有无更为直接。通过多种多样的教育形式,更多的泌尿外科学医生能够直接受到顶级专家的学术指导,从整体上提高了我国泌尿外科学的临床和科研水平。

三、用文献计量学分析代际学术传承

如前文所述,吴阶平学术谱系的第 3 代人数更多、培养的时间跨度更长、学制也更为规范化,这就为我们进行文献学方面的分析提供了可信度的基础。一个谱系中的学术理念如何一代代传播? 老师具体在哪些方面给予了学生指导? 学术谱系如何在传承中始终保持在该学科中的学术地位? 博士学位论文无疑是最能体现谱系代际之间学术传承的纽带,它既是下一代学生学术研究的起点,也可以表明导师当时的研究兴趣。我们以本谱系中学生数量上和时间延续上最具代表性的郭应禄院士为例,对他所带的历届博士生进行分析,博士生及其毕业时间和论文题目见表 3-2。

表 3-2　郭应禄指导博士生的毕业年份与论文题目

毕业年份	姓名	毕业论文题目
1992	周利群	高能冲击波对体外培养肿瘤细胞及裸鼠体内移植瘤的影响
1993	李宁忱	经尿道前列腺增生微波热疗的临床疗效观察与作用的研究
1994	(伊朗)伊斯梅尔·哈扎伊	膀胱癌动脉化疗
1994	安瑞华	肾钙素(Nephrocalcin)对草酸钙结石形成作用机制的研究
1994	何志嵩	人肾癌肿瘤浸润淋巴细胞的研究
1995	宋永胜	转 hGM-CSF 及 hIL-2 基因肿瘤疫苗的初步实验研究
1996	邓　焱	YRRM 基因在男性不育症病人精子生成中的表达研究
1997	邢念增	转 B7 基因治疗肾癌、膀胱癌的实验研究
1997	张传波	前列腺癌的放射免疫显像和导向治疗的研究
1998	钭理强	甲状旁腺激素相关蛋白阻抑剂的制备及其生物学活性的研究

（续表）

毕业年份	姓名	毕业论文题目
1998	姜学军	骨桥蛋白（Osteopontin）在肾结石形成中的作用
1998	李宏军	Fas/FasL 在泌尿生殖系肿瘤中的表达和调节的研究
1998	席志军	IL-6 与肾癌细胞生长关系的实验研究
1999	常连胜	骨桥蛋白的表达和调控与肾结石的关系
1999	田溪泉	一氧化氮介导雄性生殖机制的研究
1999	苑学礼	诱导免疫耐受预防肾脏移植排斥反应的实验研究
1999	庄立岩	Wnt-Frizzled 信号传导通路在肾细胞癌中表达和调节的研究
2000	王国良	多次供体脾细胞输注联合环磷酰胺诱导移植耐受的研究
2001	黄 啸	前列腺癌相关基因筛选及癌转移抑制研究
2001	林桂亭	Wnt/Frizzled 信号传导通路在肾癌中的转导与调控
2001	张 强	肾癌相关基因克隆及功能研究
2001	张志超	应用细胞因子受体治疗膀胱癌的基础研究
2002	赵 磊	血清 IL-6、ICAM-1、IL-17 在肾移植急性排斥中的变化意义
2003	艾军魁	肾癌差异表达基因的筛选与鉴定
2003	宋卫东	二氢二醇脱氢酶（DD）在前列腺癌中的表达及意义研究
2003	汪 清	膀胱移行上皮肿瘤耐药性的病理学意义与多药耐药性转逆的初探
2003	叶雄俊	ATF5 与 TCF4 相互作用对 Wnt 信号通路的调控与肾癌
2003	张 勇	肾癌相关基因克隆及功能研究
2003	朱宏建	Uroplakin II 启动子用于靶向性基因治疗膀胱癌的实验研究
2003	买铁军	雄激素受体辅助调节因子 267-α 与死亡受体 6 相互作用的鉴定和功能研究
2004	李学松	复方中药紫龙金对前列腺癌体内、外作用及机理研究
2004	刘武江	淫羊藿苷长期应用治疗勃起功能障碍的药理研究
2004	牛亦农	Clusterin 抗前列腺癌细胞凋亡作用的研究
2004	武学清	经典型蛋白激酶 C 在人卵母细胞成熟与活化中转位及在钙对皮质颗粒排放通路中作用

（续表）

毕业年份	姓名	毕业论文题目
2004	闫 勇	凋亡抑制蛋白 XIAP 在肾癌抗凋亡机制中作用的研究
2005	杨学贞	PCDH-PC 与前列腺癌神经内分泌分化
2005	张 骞	环氧化酶 COX‐2 对大鼠 BPH 的影响及机理研究
2005	赵旭旻	前列腺癌中巨噬细胞抑制细胞因子‐1 基因的表达及意义
2005	朱绪辉	垂体瘤转化基因 PTTG1 在前列腺癌发生、发展中的作用研究
2005	谌 诚	一氧化氮对大鼠前列腺增殖/凋亡的影响
2005	袁亦铭	淫羊藿苷对雌性大鼠性唤起功能障碍模型阴道血流作用及机理研究
2006	李 伟	前列腺癌 PC‐3 细胞中 PI3K‐PKB 和 Wnt 信号通路对 TGF‐β 信号通路的调节作用
2006	张 晓	氧自由基与线粒体在女性生殖衰老中作用的研究
2006	彭 靖	肾素‐血管紧张素系统对大鼠 BPH 的影响及机制研究
2007	陈 亮	Cox7a2 对睾丸 Leydig 细胞睾酮合成的影响及机制研究
2007	刘 刚	CKLFSF2 在睾丸组织中的表达定位及其在精子发生中的作用研究
2007	虞 巍	血管紧张素 II 受体拮抗剂对自发性高血压大鼠前列腺的影响及机制研究
2009	张 勇	改良型经尿道前列腺扩张术治疗良性前列腺增生作用机理的动物实验研究
2009	牛晓华	细胞衰老过程中 FOXO3A 和 miR‐17‐5p 对 VDUP1 转录前和转录后调控机制
2010	刘凌琪	ELL HIF‐1α 的结合蛋白能调节和应答缺氧反应
2011	王海峰	ds‐P21 诱发膀胱肿瘤细胞凋亡的分子机制
2012	张 楠	曲格列酮诱导膀胱肿瘤 T24 细胞自噬和坏死性凋亡的机理研究
2012	巩艳青	NESAR 通过泛素‐蛋白酶体降解途径对雄激素受体的调节
2013	何 维	抑癌基因 CADM2 的异常甲基化和表达缺失在肾透明细胞癌发生和进展中的研究

在表 3‐2 的基础上，通过进一步统计其毕业论文的关键词，可以将郭应禄

培养博士生的研究方向分为以下几类：泌尿系肿瘤（不含前列腺癌）、前列腺癌、男性生殖系疾病、泌尿系结石、肾移植、良性前列腺增生等。对各博士生论文进行归类后，可以得出下述统计结果（见表3-3）。

表3-3 郭应禄指导博士生研究方向统计

年份	泌尿系肿瘤	前列腺癌	男性生殖系疾病	泌尿系结石	肾移植	良性前列腺增生
1992—1996	4			1		1
1997—2000	3	1	1	2	2	
2001—2004	9	4	1		1	
2005—2008		4	2			4
2008—2013	3	1				1
合计	19	10	4	3	3	6

其统计结果也如图3-2所示：

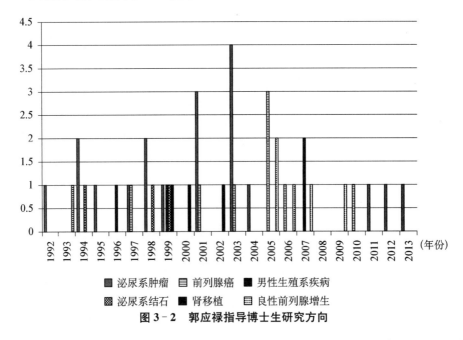

■ 泌尿系肿瘤　▤ 前列腺癌　■ 男性生殖系疾病
▨ 泌尿系结石　■ 肾移植　▦ 良性前列腺增生

图3-2 郭应禄指导博士生研究方向

通过表3-3、图3-2，可以看出，郭应禄指导学生最多的领域是泌尿系肿瘤，尤其集中于2003年及之前几年，其次是前列腺癌与良性前列腺增生。2001—2006年较多地关注前列腺癌，而2005—2010年较多地关注良性前列腺增生。泌尿系结石只集中在 2000 年之前,这与泌尿外科学的学科发展也是一致的。基于以上分析,可以绘制出研究方向与人物传承相结合的谱系图,更能直观地显示谱系与学科发展的关系(见图 3-3)。

郭应禄
⇩

	泌尿系肿瘤	前列腺癌	男性生殖系疾病	泌尿系结石	肾移植	良性前列腺增生
1992 年	周利群 哈扎伊 何志嵩			安瑞华		李宁忱
1995 年	宋永胜 邢念增 李宏军 席志军 庄立岩	张传波	邓焱 田溪泉	常连胜	苑学礼 王国良	
2000 年	林桂亭 张强 张志超 艾军魁 汪清 叶雄俊 张勇 朱宏建 闫勇	黄啸 宋卫东 李学松 牛亦农	 刘武江		赵磊	
2005 年		杨学贞 赵旭旻 朱绪辉 李伟	 陈亮 刘刚			张骞 谌诚 彭靖 虞巍 张勇
2010 年	王海峰 张楠 何维	刘凌琪				

图 3-3　郭应禄学术谱系与研究方向

　　那么,郭应禄指导的博士生论文,在其特定研究方向内,其学术价值如何呢?我们将每篇论文设置 1～3 个检索点,以此限定该论文的研究领域,然后在中国生物医学文献服务系统(sinomed)中进行检索,通过发表文章的年份分布,可以看出该领域的发展趋势,再在趋势图上标记出郭应禄指导的博士论文的相应年份,就可以从一定程度看出其对学生的指导在各领域中的位置了。

　　例如,郭应禄于 1992 年指导的博士周利群,其论文题目是《高能冲击波对体外培养肿瘤细胞及裸鼠体内移植瘤的影响》,取"高能冲击波"与"肿瘤"输入中国生物医学文献服务系统(或中国知网),将检索结果按照发表年份进行分析,可以绘制出研究热度趋势图,同时将周利群博士论文的年份也在图中以圆点示出,以观察郭应禄对博士生的学术指导在相关领域发展中的位点。检索过程中,我们发现以该方法绘制的趋势图大多具有一定的共性,选取若干具有代表性的曲线制作图 3-4。

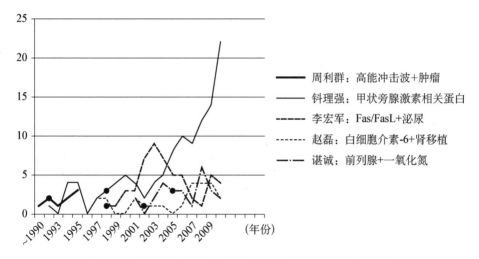

图 3-4　郭应禄指导博士生研究方向及该发现研究热度趋势

　　郭应禄指导的其他博士生虽然没有全部体现在图 3-4 中,但对其相关研究方向的趋势分析也得出与图 3-4 一致的结论:首先,郭应禄指导的博士生,其毕业时间在该方向的整个研究时间轴上,大多处于早期的位置,再考虑到毕业论文的选题至少会在毕业前两年左右,因此可以说,郭应禄帮助博士生选择的都是非常前沿、新兴的研究方向。其次,在该博士生毕业年份之后,其研究领域大多在几年内还会出现研究高峰,这说明郭应禄把握的多是具有研究价值的热点问题,在整个学科发展中,其选题具有前瞻性、示范性。这也证明了一个好的导师

(谱系的中心人物)是至关重要的,其敏锐的学术洞察力可以帮助下一代学生较早地进入该学科中的前沿问题、热点问题以进行科研工作,学生的科研起步自然就更高一些,也更容易做出成就,也使得该学术谱系能够在一代代传承中持续发展壮大,长期保持科研实力与学术地位。

第五节　吴阶平学术谱系的绘制与评价

一、吴阶平学术谱系的绘制

前文已详述了以师承关系为准、以北京大学泌尿外科研究所为依托单位的我国泌尿外科学家吴阶平学术谱系的形成与传承情况。学术谱系的内容挖掘基本完成后,就需要绘制谱系图谱。谱系图是学术谱系的直观反映,一方面它直接反映谱系成员之间的师承关系,另一方面师承关系与其研究方向相结合后,可以反映这一谱系亚支的学术研究进展情况。纵观整个学术谱系,甚至可以描绘学科发展的历程。根据谱系中成员第一导师的师承关系,我们可以绘制如下谱系图[1](见图 3-5)。

二、吴阶平学术谱系的评价

针对以吴阶平为中心的泌尿外科学学术谱系,绘制出谱系图之后,可以提出四个进一步探讨的层面:一是为什么吴阶平学术谱系可以作为我国泌尿外科学家的学术谱系的代表,即利用客观标准(如学术兼职、论文数量)来说明吴阶平学术谱系的学科地位;二是吴阶平学术谱系与我国泌尿外科学学科发展的关系,揭示吴阶平学术谱系对推动我国泌尿外科学发展的实际作用;三是用文献计量学的方法,通过对谱系成员间合作情况的考察来评价谱系的活力;四是发掘吴阶平学术谱系形成和发展的内外部因素,以期为本学科和其他学科的人才队伍建设提供参考。

---

① 由于排版篇幅有限,郭应禄的学生只显示了部分。

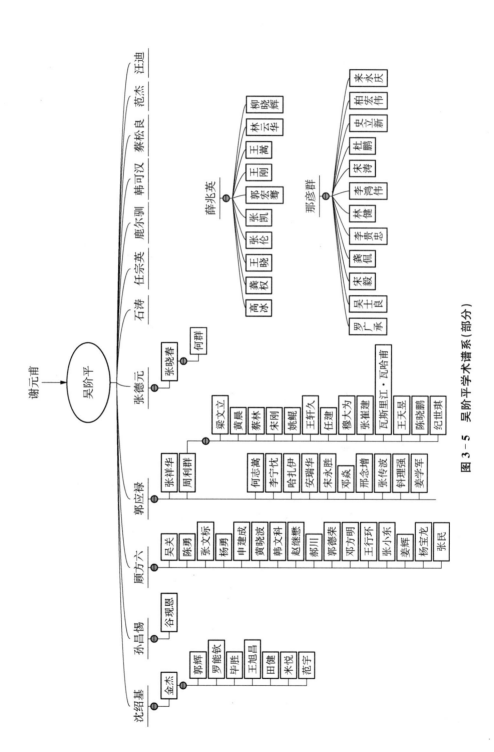

图 3 - 5 吴阶平学术谱系 (部分)

（一）学术任职与学术地位

以吴阶平为中心人物的学术谱系之所以是我国泌尿外科学学术谱系的代表，是具有充足依据的。要衡量一支学术谱系在整个学科中的地位如何，其谱系成员在该学科专业学术团体中任职的比重是一个重要的方面。中华医学会泌尿外科学分会作为我国泌尿外科学的专业学术团体，是我国泌尿外科学学科建制的核心，而吴阶平学术谱系，在中华医学会泌尿外科学分会的筹建和组织上都作出了积极的贡献。

中华医学会泌尿外科学分会成立于 1981 年，但其历史可追溯到 20 世纪 50 年代初。1951 年 8 月 13—16 日，在沈阳举行的第四届全国外科学术会议上第一次设立泌尿外科专业小组会议，当时正值朝鲜战争，内容以创伤为主。自此直到 1960 年的第七届全国外科学术会议中均设有泌尿外科专业小组会。1962 年，全国泌尿外科协作组（中华泌尿外科学会前身）在重庆市组建。1963 年 6 月 14—19 日，在沈阳市首次单独举行了全国泌尿外科学术会议，25 个省份 139 人与会，收到论文 219 篇，以结核、损伤、尿石症为重点。该会为第八届全国外科学术会议做准备。1963 年 9 月 21—29 日，第八届全国外科学术会议在北京举行，泌尿外科有独立的半天报告会。吴阶平任大会副秘书长，施锡恩任泌尿外科专业组组长，专业组成员包括吴阶平、许殿乙、熊汝成、虞颂庭、马永江、陈仁亨、杨松森，秘书为顾方六。会上决定出版《泌尿外科内部通讯》，为《中华泌尿外科学杂志》的创刊做了准备。1981 年 11 月 6—11 日，第一届全国泌尿外科学术会议在南京举行，会议宣布成立中华医学会泌尿外科分会。这是最早从中华医学会外科分会中独立出的二级学科分会，是我国泌尿外科学科建制化的标志之一。会议选举产生了第一届委员会，吴阶平任主任委员，熊汝成、虞颂庭、马永江任副主任委员。全体委员 44 人，其中常务委员 15 人。此后，全国泌尿外科学术会议每 2～4 年举行一次，2004 年后每年举行一次；每四年举行一次委员会换届选举。历届泌尿外科学分会主任委员、副主任委员、常务委员名单见表 3 - 4。

表 3 - 4　中华医学会泌尿外科学分会历任正、副主任委员、常务委员

届别	主任委员	副主任委员	常务委员*	任职时间
第一届	吴阶平	马永江、虞颂庭熊汝成	于惠元、王瑞福、邓显昭、孙昌惕、吴德诚、张华麟、沈绍基、邵鸿勋、杨松森、鲍镇美、熊旭林	1981 年 11 月—1985 年 10 月

（续表）

届别	主任委员	副主任委员	常务委员*	任职时间
第二届	吴阶平	马永江、沈绍基吴德诚、谢桐	马腾骧、于惠元、邓显昭、孙昌惕、肖连升、邵鸿勋、周志耀、黑兰荪、熊旭林、樊苏培	1985年10月—1989年5月
第三届	吴阶平	谢桐、马腾骧顾方六、吴德诚	于惠元、卫煮、江鱼、刘国栋、邵鸿勋、肖连升、张时纯、周志耀、郭应禄、唐孝达	1989年5月—1992年10月
第四届	顾方六	马腾骧、郑家富郭应禄、梅骅	卫煮、王少华、尤国才、刘国栋、李炎唐、张铭铮、侯树坤、唐孝达、章咏裳、臧美孚	1992年10月—1996年9月
第五届	郭应禄	马腾骧、张元芳侯树坤、梅骅	尤国才、刘国栋、李炎唐、那彦群、张凤翔、张铭铮、金锡御、姜永金、唐孝达、章咏裳、臧美孚	1996年9月—2000年8月
第六届	郭应禄	那彦群、张元芳侯树坤、梅骅	孙光、孙则禹、刘同才、李炎唐、陈一戎、张凤翔、杨宇如、金锡御、唐孝达、高居忠、鲁功成、臧美孚、沈同举	2000年8月—2004年10月
第七届	那彦群	叶章群、孙则禹孙颖浩	王行环、王晓峰、王建业、孔垂泽、孙光、米振国、李虹、宋波、陈山、高居忠、黄翼然、贺大林	2004年10月—2007年10月
第八届	那彦群	叶章群（候任）王建业、孙光孙则禹、孙颖浩	陈山、高居忠、王晓峰、黄翼然、宋波、米振国、孔垂泽、王行环、李虹、贺大林、丁强、夏术阶、李汉忠、谢立平、黄健	2007年10月—2010年12月
第九届	叶章群	孙颖浩（候任）黄健、孔垂泽孙光、王建业	陈山、丁强、贺大林、黄翼然、李汉忠、李虹、马潞林、那彦群、潘铁军、宋波、王东文、王晓峰、夏术阶、谢立平、张炜	2010年12月

*：不再包含主任委员、副主任委员。

中华医学会泌尿外科学分会第一至八届主任委员吴阶平、顾方六、郭应禄、那彦群都是吴阶平学术谱系的成员。吴阶平任第一至三届委员会主任委员。第一届委员会常务委员（除主任委员、副主任委员外的常务委员，下同）11名。其中，孙昌惕、沈绍基均来自北医泌尿外科研究所，是吴阶平学术谱系的成员；其他常委中,来自协和医学院的两名(吴德诚、邵鸿勋),副主委和其余常委均来自不同单位。第二届委员会中,沈绍基已成为副主任委员,孙昌惕仍在常委之列。第三届委员会中,顾方六任副主任委员,郭应禄为常委。顾方六任第四届委员会主任委员,郭应禄为副主任委员。第五届、第六届泌尿外科学分会主任委员为郭应禄,那彦群为第五届委员会常委、第六届委员会副主任委员。第六届委员会常委中,陈一戎也接受过沈绍基的指导。那彦群为第七、八届委员会主任委员,第九届委员会常委。第七、八届常委中,王行环是顾方六的学生。可见,长期以来,吴阶平学术谱系成员在中华医学会泌尿外科学分会委员会中一直都有重要任职。此外,很多委员都曾经到北医泌尿外科研究所进修、培训,如孙光、郑国富等。

　　学术地位的另一个重要体现就是在专业期刊中的任职。学术期刊是学术交流与学术传播的重要载体,谱系成员在期刊编委会的任职,代表了整个学科业内对其学术水平的肯定。《中华泌尿外科杂志》是国内泌尿外科学开办最早、最权威的中文期刊。早在 1962 年,中山医院泌尿外科就曾发起油印出版《泌尿外科内部交流文札》。1964 年 9 月,《泌尿外科内部通讯》创刊,就是现在《中华泌尿外科杂志》的前身。吴阶平任《泌尿外科内部通讯》编委会主任委员,下设 4 个编辑组,分别由吴阶平、施锡恩、熊汝成、陈仁亨任编辑组长,顾方六、缪廷杰、马腾骧、金锡御任秘书,先后出刊 6 期,后因"文革"停刊。此后十几年,中国的泌尿外科学一直缺乏自己的学术刊物,办一本自己的、有影响力的学术期刊成为很多老一辈泌尿外科专家的夙愿。1980 年 2 月 15 日,《中华泌尿外科杂志》创刊号出版,成为我国泌尿外科学术界首家正式出版的学术性刊物,终于结束了泌尿外科专业无刊的历史。

　　《中华泌尿外科杂志》第一至八届历任总编、副总主编见表 3-5。

表 3-5　《中国泌尿外科杂志》历任总编、副总编

届别	总编辑	副总编辑	任职时间
第一届	吴阶平	施锡恩、许殿乙、熊汝成、虞颂庭、孙昌惕、吴文斌	1980—1985 年
第二届	吴阶平	吴文斌、虞颂庭、谢桐、鲍镇美	1985—1989 年
第三届	吴阶平	顾方六、谢桐、马腾骧、鲍镇美	1989—1992 年
第四届	吴阶平	顾方六、谢桐、马腾骧、鲍镇美	1992—1996 年
第五届	顾方六	马腾骧、郑家富、梅骅、鲍镇美	1996—2000 年
第六届	郭应禄	何瑞祥、张元芳、金锡御、侯树坤	2000—2005 年

（续表）

届别	总编辑	副总编辑	任职时间
第七届	那彦群	叶章群、孙则禹、孙颖浩、张元芳 杨勇、周利群、金锡御、鹿尔驯	2005—2011 年
第八届	那彦群	李汉忠、王建业、王晓峰、孙颖浩 孙则禹、杨勇叶、章群	2011 年—

《中华泌尿外科杂志》第一至八届的历任总编辑吴阶平、顾方六、郭应禄、那彦群都是吴阶平学术谱系的成员。第一至四届编委会,吴阶平任总编辑,其中:第一届编委会中施锡恩、孙昌惕、吴文斌均为吴阶平学术谱系成员,占 6 名副总编的一半;吴文斌连任第二届编委会副总编,顾方六任第三、四届编委会副总编,并在第 5 届编委会任总编。第六届编委会总编辑为郭应禄。第七、八届编委会总编辑为那彦群。第七届编委会副总编中,杨勇、周利群、鹿尔驯均为吴阶平学术谱系成员,杨勇还连任了第八届编委会副总编。

利用类似的研究方法,我们可以将研究范围进一步拓展,例如探讨吴阶平学术谱系成员作为我国泌尿外科学专家代表,在国际组织的任职情况、出席国际会议的情况、在国际泌尿外科学权威杂志担任编委的情况等,这些都可以从不同的角度反映吴阶平学术谱系成员在我国泌尿外科学中的学术地位。

（二）学科发展与科研实力

我国的泌尿外科学作为临床医学中外科学的一门二级学科,它有着自己的发展特点,即新中国成立前的初创阶段,以解决临床问题为目的;新中国成立后到 20 世纪 80 年代的初步发展阶段,在总结临床经验的基础上升华到理论;80 年代后的充分发展阶段,基础研究不再完全以临床需求为导向,而走上自主创新的道路。由于其专业特殊性,其发展必然受到当时社会环境和政策的影响。

20 世纪 20 年代到新中国成立前,泌尿外科学刚刚在我国兴起,属于初创阶段,学科独立性不强,缺乏学科建制。那时候的泌尿外科学,与大多其他临床科学一样,是以解决实际临床问题为目的发展起来的。当时,我国泌尿外科高发的疾病包括肾结核、阴茎癌、前列腺增生、膀胱结石等,在临床上,X 线、膀胱镜、逆行肾盂造影、肾功能检测技术等开始出现。这一时期我国泌尿外科学取得的进展主要集中在专科成立方面:谢元甫于 1926 年回国进入北平协和医院,在大外科中建立了泌尿外科专业,并培养了施锡恩、许殿乙、虞颂庭、吴阶平等重要人物；曹晨涛于 1925 年赴美国进修泌尿外科，并于 20 世纪 30 年代学成回国从事泌尿外科工作；30 年代后，上海市的一些大医院陆续开设了泌尿外科床位；抗日战争前后，王历耕、陈仁亨、宋元阁、王已敬、陈邦典、许殿乙等在外科中兼职做泌尿外科专业工作；1942 年，施锡恩创办了天津恩光医院，并自任泌尿外科主任；1937 年，日本医生小池博士带一台膀胱镜来到哈尔滨，中国医师呼义民、曹维纯很快掌握了膀胱镜检查技能，独立开展膀胱镜检查，他们后来成为我国东北地区泌尿外科学的创始人；抗日战争爆发前，南京中央医院（现南京军区南京总医院）的曹晨涛、王历耕为从事泌尿外科专业的专职医师；抗日战争时期，高日枚在当时上海市红十字会医院主持泌尿外科工作；1945 年，许殿乙调入南京中央医院，负责筹建南京中央医院泌尿外科；抗日战争胜利后，上海市的医疗事业开始复苏，当时除熊汝成主持中山医院泌尿外科工作外，陈家镰主持红十字会医院泌尿外科工作，程一雄主持广慈医院泌尿外科工作，曹裕丰主持仁济医院泌尿外科工作，黄正主持公济医院（现上海市第一人民医院）泌尿外科工作，马永江主持同济医院（现长征医院）泌尿外科工作，王以敬主持宏仁医院泌尿外科工作；吴阶平于北平协和医学院获博士学位后，到南京中央医院任住院医师，1946 年下半年，吴阶平到北京大学医学院附属医院任外科学讲师兼管泌尿外科工作，设立了专属泌尿外科病房，并以此为基础逐渐形成了该院的泌尿外科专科；1943 年，中国医生王瑞福进入满洲医科大学皮肤泌尿器科成为科内唯一的中国医师，1945 年抗日战争胜利后，王瑞福任皮肤泌尿科主任，1949 年王瑞福创立了当时辽宁第一个独立的泌尿外科，并任主任。

　　在我国泌尿外科学的初创阶段，吴阶平积极投身于北京大学医学院的泌尿外科学建设工作中，为此后该院泌尿外科学的发展奠定了基础。

　　20 世纪 50—80 年代，是我国泌尿外科学的初步发展时期，在初具雏形的泌尿外科专业的基础上，泌尿外科的临床诊疗工作得到了一定进展。此时，相比于只为了解决临床问题，更为优化、深入的临床研究逐步开展。1953 年，吴阶平根据 248 例肾结核的临床资料，结合双侧肾结核晚期病人的病理结果，提出了"一侧肾结核、对侧肾积水"的理论，并制定了治疗方案。在结核高发的背景下，这一发现挽救了很多肾结核患者的生命。吴阶平的这一创见，被认为是国际泌尿外科学领域的一次突破性进展。1954 年，吴阶平将相关论文发表在《中华外科杂志》上，引起国际泌尿外科学界的轰动。20 世纪 50 年代，肾上腺外科在国际医学界的研究尚不深入，70 年代，吴阶平根据临床观察和基础研究，提出了"肾上腺髓质增生"的独特见解，直到 80 年代，许多国外泌尿外科学界最终承认了这一理论。我国泌尿外科学在男性计划生育方向上的发展由于有深刻的政策背景，是该学科的一大特色。50 年代，吴阶平提出了精管结扎之前向远端精道注入杀精剂的改良结扎法，迅速在全国得到推广和应用。在尿流改道方面，1956 年，马腾骧和虞颂庭共同完成国内首例回肠膀胱术。吴阶平在国内率先采用回盲肠进行膀胱扩大术，解决了结核性膀胱挛缩引起对侧肾积水的贮尿难题。之后，这一术式在国际上也得到应用与推广。到了 50 年代中期，随着国人营养水平的提高和卫生条件的改善，新中国成立初期高发的泌尿系统疾病逐渐减少，而上尿路结石的发病率快速上升。吴阶平在全国较早开展泌尿系统结石机制的研究，还探讨了甲状旁腺功能亢进与尿路结石的关系。50 年代末，我国对肾功能衰竭病人的救治工作开始起步。1959 年，马腾骧在国内首次将"人工肾"应用于临床挽救急性肾功能衰竭的病人，并获得成功。肾移植工作也开始在国内起步。1960 年2 月，吴阶平、沈绍基完成 2 例尸体肾移植手术。不久，吴阶平与郭应禄发表了肾移植的综述，对肾移植的历史、现状及具体技术作了详尽论述，对肾移植工作在我国的开展起到了有力的促进作用。1962 年，马腾骧出版了国内第一部肾移植方面专著《人工肾》。1972 年。梅骅完成了国内第一例亲属间肾移植，在全国产生巨大影响。1974 年，武汉协和医院熊旭林率先为一例肾动脉狭窄性高血压病人进行了自体肾移植并获得成功。此后，国内多家医院相继开展同种尸体肾移植工作，但由于免疫药物的研发水平滞后，肾移植长期生存率仍不高。

　　在我国泌尿外科学的初步发展阶段，老一辈泌尿外科学专家在总结临床经验的基础上，做出了很多有意义的科研成果。而其中，又以吴阶平的"一侧肾结核、对侧肾积水"和"肾上腺髓质增生"的发现最具开创性和影响力，甚至达到国际领先的水平。而他在计划生育和领导人保健方面的贡献也是该学科内最为突出的。可见，在临床诊疗导向的泌尿外科学初创阶段和初级发展阶段，吴阶平一直是走在学科发展的前列。

　　进入 20 世纪 80 年代，随着"文革"结束和改革开放，我国的泌尿外科学也进入了全面、快速发展的阶段。1978 年，吴阶平领衔成立北京医学院泌尿外科研究所。1979 年，天津市泌尿外科研究所成立。1980 年 2 月 15 日，《中华泌尿外科杂志》创刊，成为我国泌尿外科学术界首家正式出版的权威性的专业学术刊物，填补了我国泌尿外科学专业刊物的空白。1981 年 11 月，在南京举行了第一届全国泌尿外科学术会议，并宣布成立中华医学会泌尿外科学分会，选举产生了第一届委员会，吴阶平任主任委员，熊汝成、虞颂庭、马永江任副主任委员，会上公布全国专职泌尿外科专科医师有 2 024 人。中华医学会泌尿外科学分会的成立和《中华泌尿外科杂志》的出版是中国泌尿外科学发展的重要里程碑，而吴阶平在其中都起到了核心作用。

　　这一时期，我国泌尿外科学的基础研究才开始真正开展。1987年，顾方六领导北京大学泌尿外科研究所建立了我国第一个膀胱癌细胞系BIU87，并成功地制成单克隆抗体。此后，随着基因技术的快速发展，我国泌尿外科学的基础研究也紧随脚步，陆续开展了膀胱肿瘤相关基因工程、基因靶向、前列腺癌基因芯片等相关研究。

　　20世纪八九十年代，腔内泌尿外科学在全国迅速发展，体外冲击波碎石术（ESWL）在我国迅速兴起，并接近国际先进水平。1982年7月，在吴阶平、郭应禄、王德昭主持下，体外冲击波碎石术从动物实验很快过渡到临床应用。1984年，应用于肾结石的治疗取得成功。1987年，郭应禄等首先提出采用俯卧位体外冲击波碎石术治疗输尿管中、下段结石及膀胱结石，并获得成功。1986年，郭应禄在国内首先报道经尿道输尿管镜取石术（PCNL），为我国肾镜、输尿管镜的临床应用做了开拓性的尝试。1991年，郭应禄主编第一部《腔内泌尿外科学》出版。1992年，那彦群在国内最早报道了腹腔镜在泌尿外科中的应用，并率先开展了一系列泌尿外科腹腔镜手术。在这些先进科研成果的基础上，1993年，中华医学会泌尿外科学分会在北京召开第一次腔内泌尿外科学术会议，会上宣布成立中华医学会泌尿外科学分会"腔内泌尿外科和体外冲击波碎石学组"。第一届学组由郭应禄任组长，唐孝达、吴开俊任副组长，那彦群任秘书。

　　郭乃勉、金锡御主要推进了尿动力学及尿控的临床研究。1997年，在重庆召开中华医学会泌尿外科学分会第一届尿动力学学术会议，成立了中华医学会泌尿外科学分会尿动力学学组，由金锡御、郑家富任组长，宋波任秘书，委员11人。2000年，尿动力学组换届后，金锡御任组长，宋波（兼秘书）、杨勇任副组长，委员15人。

　　2005年9月，在广西壮族自治北海市会议上，"泌尿系结石学组"从"腔内泌尿外科和体外冲击波碎石学组"中分出，成立"泌尿系结石学组"，叶章群任组长。

　　在此时期，我国的男科学也有了长足的进步，开展了许多男科学的基础研究，创办了《中国男科杂志》《中华男科学杂志》。1993年，由郭应禄、薛兆英等发起，成立了中华医学会泌尿外科学男科学组，郭应禄任组长，江鱼、吕德斌任副组长，薛兆英任秘书，委员9人。1995年6月，中华医学会男科学分会成立，吴阶平当选名誉主任委员，郭应禄任主任委员。2011年，中华医学会又成立了男科学筹备组，王晓峰任组长。

目前,中华医学会泌尿外科学分会的学组设置如下:尿控学组、男科学组、肿瘤学组、微创泌尿外科学组、结石学组、感染与炎症学组、肾脏移植学组、护理学组、基础研究学组。吴阶平学术谱系的成员在其中多有任职。

新生亚专科的形成与分化,对于学科发展来说是非常重要的节点。前文已经说过,将我们绘制的谱系图中的人物与其所处年代、研究方向相结合,就能看出该谱系内部的科研发展方向,而将之与整个学科的发展脉络再相互对映,我们就不难观察两者之间的关系。首先,谱系内部的科研发展趋势与整个学科的科研发展趋势越一致,就越能证明这是一个有效的、活跃的学术谱系。其次,再结合时间节点,我们就能看出这是一个引领学科发展的谱系,还是一个追踪学科发展的谱系。如果一个学术谱系总是引领学科的发展,新兴的研究点总是先在该谱系中萌发,再拓展到整个学科,那么谱系的地位自然不言而喻。当然,这需要与该学科内其他学术谱系加以比较,其结果才更具有说服力。

可以说,我国的当代泌尿外科学,经历了从解决问题,到总结优化,再到自主创新的历程。而这其中,吴阶平学术谱系起到了巨大的正面作用,一方面,通过做出突破性的科研成果,推进学科的纵向深入,催生科研方向的重大拐点;另一方面,通过积极促进学科建制、倡导专科学组,进一步完善学科的建制化,加固学科基础建设,为整个泌尿外科学及其分支学科提供良好的平台支撑。这既是吴阶平学术谱系对我国泌尿外科学发展作出的贡献,又反过来证明了吴阶平学术谱系在我国泌尿外科学发展中的核心地位。

(三)科研产出和学术合作——基于中国知网与 Gopubmed 的示例

前文中,我们从学术兼职、学科建制和科研突破的角度,描述了吴阶平学术谱系在我国泌尿外科学发展中的地位与作用。在这里,我们将从科研产出和学术合作两方面对吴阶平学术谱系进行评价。当然,要全面评价科研人员或机构的科研产出和合作是十分复杂的。笔者虽然不能完全达到这一目标,但希望可以为文献计量学和社会网络分析法应用于学术谱系的研究提供一个方法上的示范。

科研产出有多种形式,但科研论文是最为重要的一种。而对科研论文的评价可以有定性和定量两种方式。定性评价主要指同行评议;定量评价则是运用文献计量学,依据某种模型对科学研究活动与结果的相关数据进行计算,得出定量的结论。对科研论文的定量评价,包括论文的数量和质量两方面。对论文数量的评价相对简单,结果一目了然;而对论文质量的评价则比较复杂,一般是以论文被引用的频次来进行表达(H 指数①、G 指数②等,邱均平等还提出了新的"论文质量指数 PQI")。我们的研究目的并不是精确评价其科研价值,主要是对论文数量的定量研究,不过,通过对检索条件的限定(如规定入选期刊的影响因子等),也可以实现对科研论文数量和质量的综合判定。

《中华泌尿外科杂志》是我国泌尿外科学创办最早、最权威的中文杂志。我们可以通过中国知网的记录,从本期刊的发表数量方面对吴阶平学术谱系成员的论文发表情况进行统计分析。

在中国知网期刊搜索中,选择检索项目为"刊名",输入"中华泌尿外科杂志",检索结果共收录了 1994—2006 年的 5 717 篇论文。

点击"作者"选项卡,我们可以看到作者发文数量及其排名,前十位整理如表 3- 6 所示。

表 3- 6 《中华泌尿外科杂志》发表论文数量前十位的作者(1994—2006)

排序	作者	所在单位	发文数量(篇)	百分比*(%)
1	郭应禄	中国工程院	122	21.034
2	那彦群	北京大学第一医院	81	13.966
3	孙颖浩	第二军医大学附属长海医院	73	12.586
4	孔垂泽	中国医科大学第一附属医院	60	10.345
5	王晓峰	北京大学人民医院	47	8.103
6	叶章群	华中科技大学同济医学院附属同济医院	43	7.414
7	许传亮	第二军医大学附属长海医院	39	6.724
8	侯树坤	北京大学人民医院	39	6.724
9	蔡松良	浙江大学医学院附属第一医院	38	6.552
10	梅 骅	中山医科大学附属第一医院	38	6.552

*:发表文章数量前十名作者发文总数的百分比。

---

① H 指数(H-index)是一个混合量化指标,可用于评估研究人员的学术产出数量与学术产出水平。H 指数是 2005 年由美国加利福尼亚大学圣地亚哥分校的物理学家乔治·希尔施提出的,其定义为:一个人在其所有学术文章中有 N 篇论文分别被引用了至少 N 次,他的 H 指数就是 N。可以按照如下方法确定某人的 H 指数:1. 将其发表的所有 SCI 论文按被引次数从高到低排序;2. 从前往后查找排序后的列表,直到某篇论文的序号大于该论文被引次数。所得序号减一即为 H 指数。

② G 指数(G-index)是 H 指数的衍生指数,主要是弥补 H 指数不能很好地反映高被引论文的缺陷提出的。2006 年,Egghe 提出了 G 指数,G 指数定义为:论文按被引次数排序后相对排前的累积被引至少 G^2 次的最大论文序次 G,亦即第(G+1)序次论文对应的累积引文数将小于$(G+1)^2$。从定义可以看出,G≥H,而按被引量排序靠前的文章的被引次数越大,G 指数越大。

可以看到,1994—2006 年,在《中华泌尿外科杂志》上发表论文数量前十位的作者分别是郭应禄、那彦群、孙颖浩、孔垂泽、王晓峰、叶章群、许传亮、侯树坤、蔡松良、梅骅,共发表论文 580 篇。排名第一位的作者是郭应禄,发文数量 122 篇(约占发表文章数量前十名作者发文总数的 21%),其发表文章登记的所在单位是中国工程院,但我们知道他是吴阶平学术谱系的重要成员;排名第二的是那彦群,发文数量 81 篇(约 14%),也是吴阶平学术谱系的成员;排名第九位的蔡松良,发文数量 38 篇(约 6.5%),也是吴阶平的学生。

可以用柱状图更为直观地表示吴阶平学术谱系成员在发表论文数量上的优势(见图 3 - 6)。

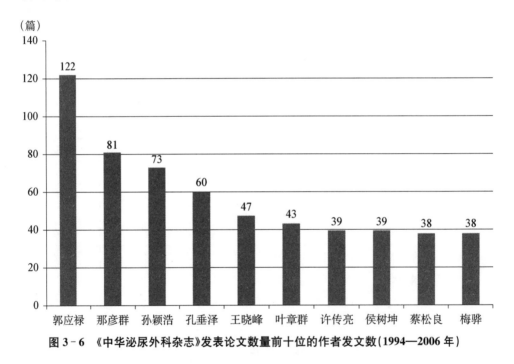

图 3 - 6 《中华泌尿外科杂志》发表论文数量前十位的作者发文数(1994—2006 年)

Gopubmed 是一个可以进行论文检索、聚类分析和可视化的网站。我们也使用 gopubmed 来对学术谱系的成员论文发表情况进行一个尝试。

进入 gopubmed,输入检索表达式:

((urology[discipline]) OR andrology[discipline]) AND china[geo]

意为限定地区为中国,学科为泌尿外科学或男科学。

返回结果 7 274 篇。点击 statistics 进行统计,得到发表文章数前 20 位的著者名单(见图 3 - 7)。

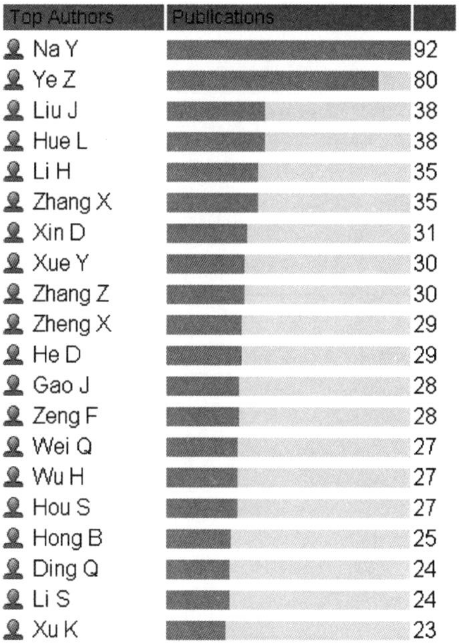

Top Authors	Publications	
Na Y		92
Ye Z		80
Liu J		38
Hue L		38
Li H		35
Zhang X		35
Xin D		31
Xue Y		30
Zhang Z		30
Zheng X		29
He D		29
Gao J		28
Zeng F		28
Wei Q		27
Wu H		27
Hou S		27
Hong B		25
Ding Q		24
Li S		24
Xu K		23

图 3－7　gopubmed 中我国泌尿外科学、男科学发表文章数量作者排名

图 3－7 中排名第一位的那彦群、第七位的辛殿祺都来自北京大学泌尿外科研究所，第九位的张志文也与泌尿外科研究所有着密切的合作。

由于数据库中只包含英文文章，某些文章可能没有注明学科分类等原因，这一结果应该并不是十分准确的，只能从一个侧面反映吴阶平学术谱系的成员发表论文的数量。如有可能，使用更加复杂的软件进行深入研究是很有必要的。

Gopubmed 的另一功能就是体现作者的合著关系。发表论文的合著情况可以在很大程度上作为学术研究合作的代表。学术谱系中，师承关系是学术谱系的纵向延伸，学术合作则体现了学术谱系的活力。其原因在于，科研合作可以实现资源的优化配置，并最终实现科研产出最大化。以合著者数目作为科学合作量度的主要优点包括恒定、容易收集、可以量化、没有分歧（因为合著者数目是原始论文本身提供的）等。合著情况的分析也有不同的深度，通常将之分为简单和复杂两类：简单的科研合作计量指标包括合作指数、合作率、合作系数、修正合作系数；复杂的科研合作计量指标包括度中心性、L 指数、H 度指数和合作能力指数。各指标含义如表 3－7、表 3－8 所示。

表 3 - 7 简单科研合作计量指标

指　标	含　义	数值区间
CI	篇均作者人数	
DC	合著文献比例	[0, 1]
CC	DC 指标的加权	[0, 1)
RCC	CC 指标的标准化	[0, 1]

表 3 - 8 复杂科研合作计量指标

指　标	含　义	数值区间
CI	篇均作者人数	
DC	合著文献比例	[0, 1]
CC	DC 指标的加权	[0, 1)
RCC	CC 指标的标准化	[0, 1]

可用于分析论文合著的软件有多种，常见的如 citespace、ucinet 等，功能各有侧重。Gopubmed 的功能较为简单，不能进行复杂的数值计算，仅能进行合作关系的可视化。

例如，分别以顾方六（表达式＝"Gu F/4758841"[author]）和那彦群（表达式＝"Na Y/9468679"[author]）为检索词，对此两人的合著情况分别进行可视化后，得到图 3 - 8、图 3 - 9。

从图 3 - 8、图 3 - 9 中不难看出，与顾方六合作最为密切的是吴阶平，顾方六与鹿尔驯、那彦群、潘柏年等多位吴阶平学术谱系内的成员也有合作；那彦群与谱系内的辛殿祺、顾方六、贺占举、李鸣、周利群等都有密切的合作。除了谱系内成员间的合作，我们还可以看到他们与其他机构甚至其他学科的专家也有一定程度的合作。

与谱系内部成员的合作，说明这一谱系并不是机械性的代代相传，而是具有无论从时间上还是形式上都更为灵活的其他学术互动，与其他机构甚至其他学科专家的合作，证明这一谱系不是封闭的，而是开放的，这既有利于谱系更快地吸收新的科研观点，借助其他方面的自身欠缺的科研力量，也有利于扩大谱系的学术影响力。这两方面都可以视为谱系活力的体现。

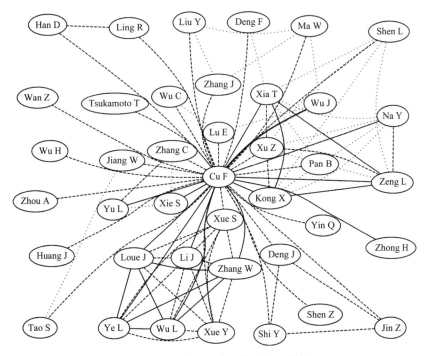

图 3 - 8　以顾方六为中心的论文合著情况

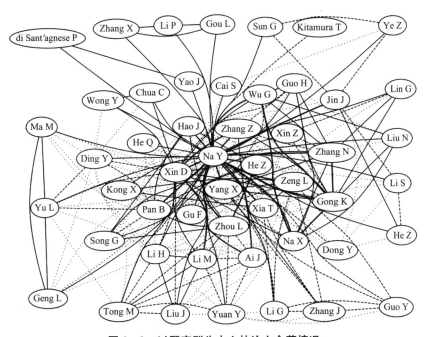

图 3 - 9　以那彦群为中心的论文合著情况

三、吴阶平学术谱系的代表性

1926 年,谢元甫接受休·扬培养后回国到协和,专注泌尿外科,此为当代中国泌尿外科学的开端。我国泌尿外科学学术谱系由此萌发,短短几十年间,中国的泌尿外科学经历从无到有、从有到精、从精到专的过程,已经成为一门较为成熟和完善的学科。作为中国泌尿外科学奠基人的谢元甫,是此谱系的"第 0 代"。谢元甫在协和先后培养了施锡恩、许殿乙、虞颂庭和吴阶平。作为开创的一代,他们是我国泌尿外科学学术谱系的第 1 代。1942 年,施锡恩在天津创办了天津恩光医院,开设了中国第一个成建制的泌尿外科学专科;虞颂庭在天津医科大学毕生从事临床和教学工作;许殿乙 1958 年调往解放军总医院;吴阶平一手创建发展了北京大学泌尿外科研究所。他们在临床诊疗、科学研究、学科建制和后辈培养方面都作出了卓越的贡献,而其中又以吴阶平地位最高、贡献最大、影响最深远,由他进一步发展出的学术谱系,也成为我国泌尿外科学中最为典型、最具代表性的一支。

吴阶平在北京医学院第一附属医院泌尿外科期间,先后培养了沈绍基、孙昌惕、顾方六、郭应禄等第 2 代谱系成员,"文革"后又陆续培养或合作培养张德元、鹿尔驯等硕博士研究生。这是谱系第 2 代成员,包括那彦群等非直接师承关系的谱系成员,在工作岗位上继续从事泌尿外科学的医教研工作,在科研、教育、学科建设上贡献力量。吴阶平学术谱系逐渐发展壮大、枝繁叶茂,金杰、周利群等新一代学科带头人也已经成长起来。

吴阶平学术谱系对于我国泌尿外科学的发展有着重要的作用,这可以从以下几个方面进行评价:

第一,从客观评价标准来衡量,吴阶平学术谱系的成员,在学术团体和专业期刊编委会中都任有重要职位。中华医学会泌尿外科学分会的第 1~8 届主任委员吴阶平、顾方六、郭应禄、那彦群都是吴阶平学术谱系的成员,孙昌惕、沈绍基、王行环等谱系成员也有过常委或以上的任职。

第二,通过做出突破性的科研成果,推进学科的纵向深入,催生科研方向的重大拐点,一直走在学科发展的前沿,从科学研究和学科建制两个方面都极大地推进了我国泌尿外科学的纵向深入和稳固建设。

第三,通过文献计量学可以看出,吴阶平学术谱系成员的科研产出在整个学科中占有很大比重,而通过论文的合著情况,可以分析出吴阶平学术谱系是一支灵活、开放、充满活力的谱系,而且,吴阶平学术谱系还具有内部和外部各方面的软硬件优势条件。

虽然我国泌尿外科学家的学术谱系不仅限于吴阶平学术谱系,但以吴阶平为中心的泌尿外科学学术谱系,确是我国泌尿外科学学术谱系的核心,完全能够作为一支代表谱系来反映我国泌尿外科学学科发展与学术谱系的关系。通过考察吴阶平学术谱系的发展,能够直接为我国泌尿外科学的学科战略提供政策建议。以吴阶平学术谱系为范例,进一步探讨影响学术谱系形成和发展的因素,可以看到除了必然的学术指导外,其外部因素如机构平台、学术机会等和内部因素如学风、师德、人格等,都对下一代谱系成员有所影响,对这些因素进行深入分析,也可以为学科人才队伍建设提供有价值的参考意见。

总的来说,吴阶平学术谱系作为我国泌尿外科学的"骨干"学术谱系,一直发挥着引领学科发展的作用,从科研战略的角度,应该给予该谱系相当的重视。对于其他学科也是如此,我们通过对"骨干"学术谱系的研究和分析,加之与国外类似学术谱系的对比,尤其是分析国外学术谱系取得重大学术成就、科研突破甚至诺贝尔奖等的关键节点,找出与国内谱系发展历程相似与不同之处,或许可以为我国将来的科研发展战略、科研投入、政策引导、人才队伍建设等提供一定的参考。本研究也希望提供这样一个范例,利用类似的研究思路,拓展到其他学科领域,在综合文献与史料分析的基础上,充分运用统计学与文献计量学,考察学科的骨干谱系,对比其与国外相关学科学术谱系的异同,进而辅以政策力量,发挥优势特长,弥补不足之处,或许可以找到我国科研赶超国际水平新的突破点。

第四章　口腔正畸学家毛燮均学术谱系研究

我国古代对口腔疾病已有初步的认识。殷商时期的甲骨文中就"龋"字,以及疾齿、疾口、疾舌、疾言等记载。我国传统医学对于治疗龋齿、牙周病、口腔粘膜病、口腔外伤等口腔疾患积累了丰富的经验。汉代医家张仲景著曾著有《口齿论》一卷,但遗憾的是该书已失传。其后有关口腔疾病的著述还有《新唐志》载邵英俊的《口齿论》、宋《崇文总目》载《中和先生口齿论》《广陵正师口齿论》《疗口齿方》等多部口腔医学著作,但也遗失。现存最早的口腔医学专著是明代薛己的《口齿类要》。在汉墓出土的《五十二病方》中认为龋齿之病因为"食(蚀)齿",处方"以榆皮、白□、美桂,而并□□□□敷空(孔)",被认为是我国最早的牙齿充填术。张仲景在《金匮要略》中记载了以"雄黄、葶苈二味,末之,取腊日猪脂溶,以槐枝裹头,四五枚,点药烙之"失活牙髓的方法。在隋、唐时期的太医署教授的医学科目中,耳目口齿为其中一科。宋代原设太医署,后改为太医局,设九科,口齿兼咽喉亦为一科。元代分医学为十三科,仍沿用口齿科名称。清代太医院分十一科,设有口齿科或口齿咽喉科。

20世纪之前,中国传统医学中的口腔医学,是以治疗龋齿、牙周病、口腔粘膜病等口腔疾患为主。自然科学技术的发展极大地推动了口腔疾病治疗器械、材料、设备及操作技术等的改进,尤其是随着麻醉术和外科的发展,口腔医学也发生了重要改变,从拔牙、龋齿治疗拓展到口腔颌面外科,牙齿再植等。现代口腔医学教育也随着世界上第一所专门的牙科学校——巴尔的摩牙医学院的建立(1840)而逐渐发展起来。

最早将现代口腔医学引入我国的是一位加拿大传教士医生——林则(Ashley W. Linsay, 1884—1968)。1884年2月,林则出生于加拿大魁北克省,16岁考入多伦多大学牙医学院。1906年,林则毕业并获牙医学博士学位。同年秋,他向传教会委员会递交了到中国西部做牙医的申请。1907年,林则博士作为第一位来中国的牙科传教士将现代口腔医学带到了中国。1913年,华西协合大学在成都创办医学院。1917年,林则在四川成都的牙症医院扩大业务,吉士道（Harrison Mullelt）博士由加拿大来成都后，与其在华西协合大学以牙症医院基础上建立了华大牙学系，这是中国第一个以培养现代口腔医学高等人才为目的的牙医学高等学府。林则出任第一任系主任。

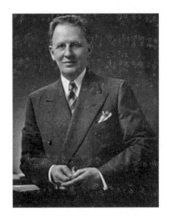

林则（**Dr. Ashley W. Lindsay**）

这一时期我国的口腔医学院校除了华西协合大学牙学系之外，还有哈尔滨私立第一齿科专门学校（由俄国人创立于 1911 年，从时间上看该校是创办最早的牙医学校，但该校创办早期只收俄侨，自 1932 年才开始接收中国学生）、同仁医院牙科专修学校（1914）、上海的震旦大学医学院牙学系（1932）、北京大学医学院牙学系（1934）、南京国立牙医专科学校（1935）年、哈尔滨齿科医学院（1939）、军医学校牙科（1940）以及上海牙医专科学校（1946）等。1949 年前创办的这些牙医学校规模都不大，所培养的牙科医师数目也非常有限，难以满足病人的需求。

新中国成立后，根据毛燮均的提议，1950 年中央卫生部和教育部批准将北京大学医学院牙医系更名为"口腔医学系"，在 1952 年的院系调整中，全国医学院的牙医系均更名为"口腔医学系"。1951 年，中华医学会成立了口腔科分会，1996 年又独立成为中华口腔医学会。1946 年，华西协合大学牙医学系创办了《华大牙医学杂志》，1950 年更名为《中华口腔医学杂志》，1953 年改名《中华口腔科杂志》，1987 年又重新恢复《中华口腔医学杂志》的名称。

我国的口腔医学教育在 1949 年后得到迅速发展，华西协合大学、第四军医大学、北京医学院、上海第二医学院等校口腔医学系的招生人数成倍增加，每年有数百名口腔专业毕业生分配到祖国各地，不仅各大中城市、各地区的人民医院有了口腔科，一些经济、文化比较发达的县医院也相继建立了口腔科。过去只有少数人才能享受的口腔医疗服务，逐步扩大到广大群众之中。

改革开放之后，随着社会办医事业的发展，口腔医务人员私人开业得到了迅速的发展，几千个口腔私人开业诊所，满足了不同收入居民的口腔诊疗需求，缓解了居民看病难、看牙更难的局面。20 世纪 90 年代开展的城镇医院评级考核，把综合医院的口腔科定为一级学科。为此，许多省、市、县和教学附属医院都加强了口腔科的建设，增加了口腔科技术力量和口腔治疗椅及口腔配套治疗设备的投入。

随着我国口腔医学事业的发展,口腔专业分科逐渐细化。目前口腔医学已经分为口腔内科学、口腔正畸学、口腔修复学、口腔预防医学、口腔颌面外科学、口腔影像学诊断学、口腔生理解剖学、口腔病理组织学等学科。其中一些分支学科还可细化,例如,口腔颌面外科学包括口腔肿瘤、正颌外科、唇腭裂、颌面部创伤修复等专业方向。学科的细化使专业的发展更为具体化。本章以毛燮均为中心,通过考察口腔正畸学的一个学术谱系来管窥我国现代口腔医学的发展轨迹及特征。

第一节　口腔正畸学的创立

口腔正畸学是口腔医学的一个分支学科,它的学科内容是研究错牙合畸形的病因机制、诊断分析及其预防和治疗。现代口腔正畸学发展至今已有 100 余年,对于口腔正畸学的创建与发展具有重大影响的学者是现代口腔正畸学的创始人,被誉为"正畸之父"的美国医生安格尔(Edward H. Angle, 1855—1930)。20 世纪初期,安格尔提出了理想正常牙合的概念,对错牙合畸形进行了分类和命名,发明了第一套能控制牙齿三维移动的方丝弓矫治器,将口腔正畸学发展为一门学科。他还创建了第一所正畸专科学校,首次讲授正畸专业课程。

1855 年,安格尔出生在美国宾夕法尼亚州东北部的一个乡村,并在父亲的农场度过了自己的童年。童年的安格尔对学校没有热情,但他是天生的修补匠、削木者和制造者。安格尔的母亲认识到他潜在的机械技能,1874 年为他谋得一份牙科诊所学徒的职位。安格尔在牙科领域如鱼得水,两年后他申请进入宾夕法尼亚大学的牙科学院攻读牙科博士(DDS)学位。从牙科学院毕业后,安格尔在托旺达(Towanda)市开设了一家牙科诊所。

1886 年,安格尔受聘为明尼苏达医学院组织学教授,开设比较解剖学和牙齿矫正学,不久被聘为牙齿矫正学教授。1887 年,安格尔在华盛顿举办的第九届国际医学大会上作了题为"应用新的矫正和保持系统进行牙齿矫治"的演讲,并用幻灯片展示了牙齿移动的分类和新型矫正装置。1890 年他将"mal"(错误)与"occlusion"(牙合)和二为一,制造了"malocclusion"(错牙合)一词。

1892 年,他宣布牙齿矫正技术从其他牙科治疗中分离出来成为一门独立的学科,成为世界上第一位正畸专业医师。1899 年,安格尔发表了具有里程碑意义的工作"错牙合分类法"。20 世纪初,安格尔创办了世界上第一所正畸培训学校,每年吸引着来自世界各地的学生们,其中包括 Tweed 方丝弓矫治技术开创人特威德(Tweed)医师及 Begg 细丝弓矫治技术的奠基者贝格(Begg)医师,这两位正畸大师提出的不同理念成为正畸矫治技术中两大重要分支,日后涌现的各种矫治理论及技术都在此基础上发展而来。随后的几年里,安格尔提出了 E 型弓、钉管弓、带状弓矫治技术,1925 年注册了方丝弓技术专利,直至 1928 年发表了方丝弓矫治器的文章,确立了现代固定矫治体系,为现代口腔正畸学的发展和矫治技术奠定了基础。

我国的口腔正畸学是一门年轻的学科,起步于 20 世纪 40 年代中期。第一位在我国讲授正牙学的教授是来自加拿大的吉士道博士。1917 年,他受华西协合大学新成立的牙科系林则的邀请来到中国,讲授正牙学。而 20 世纪 20 至 50 年代,国内战火纷飞,与其他行业一样,正畸学的发展受到干扰乃至停滞。自新中国成立后至今,总体来说,我国口腔正畸医学的发展可以分为两个阶段:开创性发展阶段(20 世纪 50—70 年代)和快速发展阶(20 世纪 80 年代初至今)。20 世纪 50 年代初期,我国口腔正畸学还不是完全独立的学科。在医学院校的附属口腔医院中,是隶属于口腔矫形科的一个诊室。当时全国从事口腔正畸的医师不足 50 人。该学科的领军人物只有三位一级教授。他们是北京医学院口腔医学系(现更名为北京大学口腔医学院)的毛燮均教授、第四军医大学的陈华教授和上海第二医学院(现更名为上海交通大学医学院)的席应忠教授。他们全都是留美归国学者。

20 世纪 70 年代末,北京医学院附属口腔医院及口腔系率先将口腔正畸诊室从口腔修复科中分出,独立成科,同时成立了独立的口腔正畸教研室。其他各医学院校陆续跟上。到 80 年代,国内口腔正畸科室及教研室已经基本独立出来。经过几十年的发展,我国口腔正畸学科领域内的基础理论,应用基础、临床诊断、矫治技术以及矫治器材等方面取得了很大的进展。在其发展的历程中,从最初的口腔正畸专科诊室到成为独立的科室及教研室,再发展为口腔医学研究生教育中的硕士、博士点专业。特别在 1987 年,经中华医学会批准成立了全国口腔正畸学组,口腔正畸学科得到了更快的发展,先后召开了四次全国性学术会议,广泛开展了国际交流。我国老一辈的口腔正畸专家们为推动这些进展,倾注了全部心血并付出了艰辛劳动。

第二节 我国口腔正畸学开创性发展阶段(20世纪50—70年代)

一、我国正畸学开创人之一——毛燮均

1930年,华西协合大学牙医学系的毕业生中有毛燮均、陈华、席永忠三位同窗。三人先后去美国哈佛大学、哥伦比亚大学进修学习口腔正畸,回国后他们都从事口腔正畸工作,分别成为北京医学院口腔系、第四军医大学口腔系、上海第二医科大学口腔系的三位系主任。他们为口腔正畸、口腔医学的发展贡献了一生。在此,以北京大学口腔医院的毛燮均教授为例,介绍我国口腔正畸学谱系发展情况。

中国的口腔医学教育给牙医学赋予医学科学的内涵,使之发展成为独具中国特色的口腔医学。在推动这一历史性、革命性的学科转型过程中,我国著名口腔学家、口腔医学教育家毛燮均教授作出了杰出贡献。

毛燮均(1901—1979),四川仁寿县人,1930年毕业于华西协合大学牙学院,获牙医学博士学位。毛燮均教授是我国著名的口腔医学家、口腔医学教育家,是我国口腔正畸学科的主要创始人之一。

毛燮均1930—1935年在北京协和医学院任教,1935—1936年在美国明尼苏达及塔夫兹大学进修,1936—1947年先后在北京协和医学院任讲师、副教授,北京协和医学院所属北京市第一卫生事务所任牙科主任;1945年起任北京大学医学院牙医学系主任、教授。毛燮均曾两度留美,先后到明尼苏达大学、塔夫兹大学和哈佛大学进修学习;1947年秋第二次去美国,在哈佛大学考察牙医教育及进修正畸医学,于1949年回国,在北京大学医学院建立口腔正畸科。为促进口腔正畸学科的发展,他培养了大量口腔人才,使正畸科在医疗、教学、科研三方面得到迅速发展。

新中国成立之前,毛燮均在北京协和医学院牙科及北京第一卫生事务所工作时,为广大儿童进行减费或免费的牙病防治,在十分困难的条件下艰辛地从事牙科保健工作。他精湛的医疗技术得到当时协和医学院的高度评价。

毛燮均在口腔正畸专业上取得了大量科研成果,他先后发表了20多篇科研论文,领导主编了我国第一本《口腔矫形学》教科书。

毛燮均将毕生奉献给祖国的口腔事业,在口腔医学的医学、教育、科研各个领域都是杰出的代表,为人所敬重。

20世纪50—70年代,是我国口腔正畸学开创性发展阶段。在此阶段,年轻的正畸学科刚从口腔矫治学中独立出来,正逢新中国成立,百废待兴,一切都需要探索。毛燮均等老一辈口腔医学工作者在这个时期克服各种主观、客观困难,不懈努力,为我国口腔正畸科学的发展打下了坚实的基础。

二、毛燮均为我国口腔正畸科学打下基础

(一)提出了毛燮均错牙合分类法

1890年美国学者安格尔(Edward H. Angle)提出安格尔错牙合畸形分类法,这是正畸发展史上重要的里程碑,因为他的分类不仅把错牙合畸形分成了几大类型,而且第一次对自然牙列中正常咬合的概念进行了清楚而简单的定义。安格尔是将口腔正畸学发展为口腔医学分支学科的第一人,不仅提出安氏分类法,而且发明了方丝弓矫治器,确立了固定矫治器的矫治体系,被誉为“现代正畸学之父”。

毛燮均经过多年的研究,于1959年正式提出了错牙合畸形新分类法,在机制方面既概括了形态的长宽高三个方面,又包括有演化背景的牙量骨量不调,反映了人类咀嚼器官的立体结构和人类咀嚼器官的形态演化。毛燮均分类法的提出,为正畸学科的临床诊断提出了内容全面、科学性强、有临床指导意义的错牙合畸形的新分类方法,对正畸学科的发展起重要的推动作用。至今,其分类法一直被广泛沿用。

(二)设计了新的环托式活动矫正器

20世纪70年代以前,我国的正畸治疗技术还停留在活动矫治器矫治水平。1973年,毛燮均在生命的最后几年中研制了一种新的活动矫治器,他命名新的活动矫治器为“环托设计活动矫治器”,并亲自进行临床应用的病例观察,写下了他最后一篇论文《环托设计活动矫正器》。这一矫正器的研制获得了1983年国家科技发明四等奖。此矫治器广泛应用于当时正畸的排齐牙齿、开展牙弓等较难的动作。

自1928年安格尔发表了有关方丝弓矫治器的研究报道后,固定矫治器开始

成为正畸矫治的主导。在西方先进国家,固定矫治技术已经发展了80余年,20世纪70年代,安德鲁(Lawrence F. Andrews)发明了直丝弓矫治器更是固定矫治器史上的里程碑。而我国在20世纪80年代前还在使用活动矫治器。在毛燮均的研究生傅民魁教授的回忆录里写道:"住院后毛大夫病情一天天加重,身体愈见衰弱。一天上午我去探望他时,他和我谈到了多带环固定矫正器,他说国外正畸临床医疗已基本上全部采用固定矫正器,我们要学习固定矫正器。"

20世纪80年代初,已经陆续地有外国学者到中国讲学,介绍方丝弓以及Begg细丝弓矫正技术。傅教授记住了恩师的遗愿"要学习固定矫正器"。1981年,傅民魁得到国家公派留学的机会,成为新中国成立后第一个国家公派去美国留学的口腔正畸医师,得以在西北(Northwestern)大学访问学习,学习固定方丝弓矫治技术。

如今,我国正畸治疗不仅以固定矫治器为主,同时矫治器材也全部国产化。毛燮均的学生傅民魁秉承了老师的遗愿,将固定矫治技术引进并推广开来,将中国口腔正畸医学引领至快速发展阶段。

(三)口腔正畸医学的教育

毛燮均在口腔正畸专业上取得了大量科研成果,促进了口腔正畸学科的发展。他先后发表了20余篇科研论文,主编了我国第一本《口腔矫形学》教科书。1945年,毛燮均被任命为北京大学医学院牙医学系主任。对于我国的口腔医学教育的发展,毛燮均具有强烈的责任感。他主张口腔专业的学习年制不应少于其他医学专业。他曾写过多篇关于口腔医学教育及口腔医学发展问题的文章,向各级领导提出详尽的建议,阐述自己的教育观点和学术思想。毛燮均在将我国旧牙医学教学改革称为口腔医学教育的进程中,付出了艰辛的劳动,作出了重要的贡献。

毛燮均培养了大批口腔正畸专业人才,从1960年开始培养口腔正畸专业研究生,直到1978年卧病在家时还招收研究生3名,此外还培养了许多正畸专业进修教师及医师。

毛燮均1961年初培养中国第一个正畸硕士研究生——陶宠美医师。

1961年毛燮均招收了第二名研究生——傅民魁,已成为我国现代著名口腔正畸学专家。傅民魁在其回忆录里写道:"当时他(毛教授)54岁,记得他穿了一条西式短裤、一件白衬衫,走进教室,精神饱满。一说话是一口四川普通话,很容易听懂,语速较慢。讲话的内容让我印象最深、至今难忘的是谈他自己的认识,主要有三点:一是不要把口腔医学看成一门单纯的技术操作;二是要认识到口腔是全身的一个重要器官,与其他系统的关系是十分密切的;三是口腔医学是一门生物科学,口腔医学与医学各科、自然科学、社会科学有着重要关系。当时对我这样一个才入学的学生来说不可能完全理解他话中的深刻内涵……而今天我看到口腔医学已与冠心病、高血压、糖尿病结合起来共同研究,生物医学工程在口腔基础中已成为重要的研究手段。矫正牙齿移动的生物学研究在国内外全面深入开展,这使我对毛大夫格外崇拜……"

50 多年后,傅民魁仍然记得导师曾经对口腔医学学科内涵的深刻阐释,文笔中流露出崇敬之情。20 世纪 60 年代初,我国口腔事业正处于起步和学习阶段,毛燮均对这门学科的远见怎会不让人崇拜!

从傅民魁的回忆录里,不难看出毛燮均对学生的耐心与负责。毛燮均根据当时口腔正畸学的发展状况,为其选择了 X 线头影测量这一课题。这一研究课题,在 50 年后的今天看来并没有太大的难度,但难能可贵的是毛燮均在当时就预见到这是中国口腔正畸未来发展的需要。50 年间,傅民魁坚持钻研、普及 X 线头影测量这一正畸学必备技术,为中国口腔正畸事业作出了卓越的贡献。作为导师的毛燮均,勾画着口腔正畸医学未来发展的蓝图,言传身教,引导学生开展口腔正畸学科研、医疗研究,完善教学,当之无愧为"中国现代口腔医学之父"。

(四)口腔医学推广、改革、完善

新中国成立前夕,硝烟未烬,百废待兴,还在美国进修学习的毛燮均毅然选择回国,积极投身于新中国建设事业。他怀着对口腔医学事业饱满的热情、致力于我国口腔医学发展的各项工作中,首先在牙科更名、扩大业务内容方面,毛燮均和柳步青发表了很好的见解。毛燮均在《中华医学杂志》35 卷第 7 期(1949年)发表了《中国今后之牙医教育》。他在文章中写道:"革新牙医教育是发展牙科为口腔医学专门。"1950 年 7 月,在全国学苏联的热潮中,毛燮均果断地向北京大学、卫生部和教育部提出申请——把牙医学系更名为口腔医学系。1952年,华西大学牙学院更名为口腔医学院、上海复旦大学医学院牙医系更名为口腔科学系。

牙医学更名为口腔医学,绝不仅仅是一次名称的改变,更重要的是观念的更新和创新,是中国乃至牙医史上的一次巨大思想飞跃。牙医学名称的改变和内容的充实,为日后我国口腔医学的发展奠定了基础。

20世纪50—70年代,30年间,我国的口腔医学刚刚起步,口腔正畸医学无论在技术、材料、科研与临床上与国际上医学发达的国家有不小的差距。然而,我们的前辈们克服重重困难在不断摸索,为中国口腔事业开辟了一条光明大道。

第三节　我国口腔正畸学快速发展阶段(20世纪80年代至今)

随着改革开放深入,对外交流的加强,我国更多的口腔医学人才走出国门,学习西方先进医疗技术,使我们的口腔正畸学科逐渐与国际接轨。与此同时,我们不能忘记新中国成立以来,对知识孜孜以求、对事业呕心沥血的老一辈口腔医学工作者,是他们不断创新,不断改革,不断学习,培养了大量的杰出口腔医学人才,为我国的口腔事业指引道路。

毛燮均不仅在我国正畸医学开创发展时期作出了杰出的贡献,在国内正畸界处于领先位置,他的学生们也不负导师的期望,在正畸学飞速发展时期起到了决定性的作用。

一、毛燮均教授的第一位研究生——陶宠美

毛燮均自1961年最早获准在北京医学院培养口腔正畸研究生。陶宠美1961年2月份成为毛教授的第一位研究生,1966年毕业,并发表论文《错牙合畸形的类型、因素及矫治的统计分析》。陶宠美毕业后便留校从事口腔正畸医疗工作。

1985年,在青岛召开第一次全国外科正畸讨论会中,陶宠美报告了"正颌外科手术后的牙合问题"。口腔正畸学科发展过程中一个重要方面便是和其他学科交融,口腔正畸与正颌外科联合治疗严重的骨性错牙合畸形是其中之一。国内自20世纪70年代开始,将正畸与外科相结合,口腔颌面外科张震康在1973年完成第一例下颌前突手术时,已由正畸科开始做简单术前矫治。陶宠美在80—90年代初便致力于研究正畸——正颌外科联合治疗的课题中,1986发表了《外科正畸的术前正畸准备及术后矫正》,还参与了多篇联合治疗的文章的研究与发表。

今天,除了与正颌外科相结合治疗严重颅颌面畸形,我国的正畸学科已经与

多门口腔学科相结合,例如：颞下颌关节病的治疗、与正颌外科和睡眠医学结合治疗阻塞性睡眠呼吸暂停综合征(OSAS)、种植、修复治疗前后的辅助正畸治疗……

二、我国正畸学快速发展的推动人——傅民魁

傅民魁,1937年7月生于上海,1961年成为毛燮均第二名研究生,1964年于北京医科大学毕业留校任教,是我国口腔正畸医学界知名教授。

1964年刚毕业的傅民魁并不是幸运的,恰巧遇上了"十年动乱"。"文革"一开始,口腔正畸诊室最先受到冲击,被定性为资产阶级服务。傅民魁先后被分配到修复科技工室做技工和由矫形科的材料研究室开展的一项名为"粘牙"科研工作的科研组。而离开正畸学科的几年中,傅民魁并没有放弃自己的事业,虽然做着"工匠"和"粘牙工作",他却把这些工作看做是一个学习机会,灵活运用到口腔正畸医学中,其"釉质黏合剂在口腔正畸临床应用的初步观察"还在1978年去全国医药卫生科学大会上获奖。

"四人帮"被打倒,"十年动乱"结束,远在云南医疗队的傅民魁回到北京,继续自己热爱的正畸事业。1981年,傅民魁成为中国改革开放后第一个公派出国留学的口腔正畸医师,留学美国,学习了方丝弓固定矫治技术,归国后将此技术在国内推广开来,打开了中国口腔正畸医学的新局面,完成了导师毛燮均希望学生学习固定矫治技术的遗愿,成为我国80年代口腔正畸学发展的推动者。

归国后的傅民魁不仅带回了固定矫治技术,也带回了国际正畸医学界专家们的友谊,增强了国内与国外学术上的交流。20世纪80年代后期,我国大批正畸医师出国学习,促进了国内口腔正畸学的发展。

傅民魁与自己的导师一样,热爱着自己的学生,对学生的培养工作认真负责,共培养硕博士研究生37位,其中自己直接培养的有22名。傅民魁可谓是桃李满天下,他的学生不少已经成为学科主力、科室带头人,如周彦恒医师现已成为北京大学口腔医院正畸科主任。

傅民魁热爱工作、热爱生活,家庭美满。他喜好摄影、收集全世界的各色钥匙圈,68岁时获得驾照,70岁矫正自己的牙齿,过着平凡而精彩的生活。傅民魁口腔正畸风雨50年正是我国口腔事业腾飞的50年,对我国正畸事业的贡献将载入史册,他沿着导师毛燮均指引的道路,脚踏实地,改革创新,为中国口腔正畸医学走向国际前沿发挥了重要作用。

（一）国内第一个研究中国正常牙合 X 线头影测量课题的正畸专家

傅民魁开始研究中国正常牙合 X 线头影测量得益于导师毛燮均给他拟定的研究生课题。毛燮均认为 X 线头影测量是口腔正畸临床和研究工作的重要手段，国内外已广泛应用，而国内尚未起步。实际上，当时毛燮均对这一课题已很熟悉，但并未开始系统地研究中国人正常牙合 X 线头影测量情况。这一研究课题，在 50 年后的今天已比较容易，而在 20 世纪 60 年代时，毛燮均提出此设想，对中国口腔正畸发展起到了奠基性的作用。至今傅民魁仍然非常感谢导师给他选择了这一发展前景良好的课题。

X 线头影测量由布罗德本特（Dr. Broadbent）发明，他在 1931 年美国安格尔正畸杂志上发表了一篇介绍 X 线头影测量的论文。这一技术是口腔正畸学科的应用基础，是临床诊断分析、矫治设计以及科研工作中的一个重要手段。我国自 20 世纪 60 年代中期开始，对 X 线头影测量的方法学以及为临床开展 X 线头影测量分析做基础的正常牙合人测量均值，进行了大量研究工作，分别研究报告了北京、哈尔滨、上海、成都、西安、太原、广州等地区正常牙合人的 X 线头影测量标准值，分析了中国不同地区正常牙合人的颅面特征差异，为临床应用 X 线头影测量分析提供了正常牙合人的均值作对比。X 线头影测量在我国开始研究和应用的时间，虽然较国外晚了 20 年左右，但这一领域国内的发展过程是迅速的。1965 年，傅民魁发表了国内关于 X 线头影测量的第一篇论文《144 名正常牙合中国人的 X 线头影测量研究》，此后，这一技术便在国内得到广泛推广和研究。

今天，X 线头影测量在口腔医学，特别是口腔正畸学科中已全面应用。这一技术的发展为国内口腔正畸医学在诊断和治疗上提供了可靠的标准和依据，可以根据中国人自身的颅面特点进行正畸治疗。

（二）新中国成立后第一位留学海外学习固定矫治技术并在国内推广开来的正畸医师

"十年动乱"结束后，傅民魁于 1981 年成为新中国第一位出国留学的正畸医师，那时已经 42 岁。在美国，傅民魁学习方丝弓矫治技术，并在西北大学牙科学院完成了正畸研究生学业，两年后回国，将方丝弓固定矫治技术带回了国内，完成了导师毛燮均教授的遗愿。

20 世纪 80 年代前我国正畸治疗中主要使用可摘活动矫治器，其最大的问题是矫治牙的移动以倾斜移动为主，且支抗不足，易造成支抗牙移位等问题，使临床治疗质量受到影响，而西方正畸技术发达的国家早已普及固定矫治技术。傅民魁在其回忆录里写道："1982年12月，我在美国西北大学口腔正畸研究生毕业，基本了解和掌握了方丝弓矫治技术的理论和操作。同时通过两年的临床训练，我矫治了一定数量的病例。由于那时直接粘接托槽技术已开始在临床应用，因此，我认为将高效固定矫正技术引进中国的时机已经成熟。"

傅民魁回国后，通过全国性的口腔和口腔正畸学术会议以及各地口腔院校及学会举办的方丝弓专题学习班，在全国27个城市进行了44场讲演和交流，使各地的正畸医生了解方丝弓矫治技术，随着固定矫正器械和材料的国产化，推动了方丝弓矫治技术在全国的发展和应用。傅民魁不仅通过讲学的方式使国内医师了解方丝弓固定矫治技术，还多次发表相关论文，编写了《口腔正畸方丝弓细丝弓矫治技术》一书。

到20世纪90年代，我国在固定矫治医疗技术和国产器材上取得了卓越成绩。至此，我国正畸临床治疗技术从活动矫治器为主改变为以固定矫治器为主，提高了临床正畸的水平。这也是毛燮均等老一辈口腔正畸工作者所共同期望的。

（三）我国与国际正畸事业的桥梁

傅民魁1981年出国留学，便拉开了我国正畸事业与国际接轨的序幕。傅民魁不仅把固定矫治技术带到了国内，并且使国外的学者开始关注中国正畸学科的发展。

1981年在美国学习期间，傅民魁便邀请著名正畸专家博思通（Dr. Burstone）到中国讲学。这是当时世界著名的正畸专家第一次到中国逗留时间较久的学术活动。傅民魁还多次邀请日本正畸医师到中国讲演。

1986年，傅民魁被邀请访问美国牙医学会总部，并参加美国口腔正畸医师学术年会（AAO）。当时他的参会证上面除了有国名、姓名，同时还有五星红旗，从中国大陆去参加国际会议的学者很少。1990年的美国口腔正畸医师学术年会大会上，傅民魁讲演题目是"中国口腔正畸现状"，将中国的正畸学科状况展现在世界面前。在这之后，傅民魁参加过多次年会，加强了与国际正畸专家的交流，不断有世界知名正畸医学的学者来中国讲演。随着中国口腔正畸的发展，越来越多的中国口腔正畸医师到美国学习进修。20世纪90年代后期和21世纪初参加美国口腔正畸医师学术年会的中国正畸医生人数有了很大增加。

1991—2005年傅民魁作为中国口腔正畸学会的代表参加亚太口腔正畸会

议（APOC）的组建，并在 2002 年 11 月当选为大会副主席，承诺 2005 年在北京召开第五次亚太口腔正畸会议。2005 年，该会议在北京如期进行，在这次会议中傅民魁担任联合大会组委会主席。

（四）研究生的培养与口腔正畸学的教育

傅民魁从事正畸医学 50 年来，可谓桃李满天下。在傅民魁的回忆录中记载，1985 年 9 月傅民魁被批准开始临床研究生的招生。至 2008 年，先后培养了 3 名口腔正畸硕士研究生和 34 名口腔正畸博士研究生。

傅民魁对研究生招生十分重视。对考生的专业知识、临床技能要求比较高，不能仅由一张试卷决定考生的去留。作为口腔正畸研究生，毕业后绝大部分是从事正畸临床工作的，因而研究生需要进行大量的临床培养才能成为一名合格的正畸医师。傅民魁培养的研究生毕业后，去各医院应聘工作时，带着他们的论文和研究生期间完成的错牙合矫治病例，展示自己的科研，特别是临床能力，大多获得了较满意的工作。20 世纪 90 年代毕业的一批研究生现在已经逐渐成为口腔科的骨干。

随着口腔正畸学科的发展，口腔正畸科在全国各院校相继成为独立的临床科室和教研室，口腔正畸教育的研究生和进修生教育蓬勃发展，《口腔正畸学》成为独立的教材也势在必行。《口腔正畸学》教材自 1988 年付梓至今共出 5 版，第一版主编是黄金芳，第二、三、四、五、六版主编是傅民魁。北大口腔医学院招收 8 年制学生后，傅民魁和林久祥任长学制《口腔正畸学》教材主编。

如果说 20 世纪 50—70 年代我国老一辈口腔正畸专家是探索者，那么改革开放以来诸如傅民魁等口腔正畸学者便是实践者，正是有了他们，才有了我国正畸事业的飞速发展，才可能让我国的正畸水平跻身国际前列。自 90 年代中期以来，北大口腔医学院正畸科出国进修的医师无一滞留国外，均回科工作。中国口腔正畸医学的人才如雨后春笋般层出不穷。现今，傅民魁的研究生们已经成为科室的中坚力量，继续奋斗在正畸医教研的第一线。

三、毛燮均教授的其他学生培养

（一）第三位研究生——林景榕

林景榕 1962 年成为毛燮均大夫的第三位研究生。研究生期间的课题与傅民魁相同,同样研究 X 线头影测量这一课题,1966 年发表论文《正常人牙、颌、面生长发育的 X 线头影测量研究》。1985 年,其参与完成的课题"关于颅面生长发育的 X 线头影测量研究"获得 1985 年北京市科技成果三等奖。林景榕医师毕业时恰逢"十年动乱",北医及全国各大医学院校的正畸科室相继关闭。林医师之后出国,后于 90 年代回国在山东医科大学附属口腔医院工作。

(二)毛燮均的最后三名学生

"文革"过后,1978 年恢复研究生招生。毛燮均当时身体状况甚差,卧病在家的情况下招收了三名研究生,即林久祥、陈蓉和谢以岳。但毛燮均 1979 年因病去世后,便由黄金芳教授接替,担任他们的导师。傅民魁作为副导师协助黄金芳参与研究生培养工作。

黄金芳,1922 年 3 月出生于北京,1943 年考入北大医学院牙医学院第一班,1949 年留校,作为毛燮均的第一个学生(非毛燮均教授指导毕业的研究生)及助手筹建了北医口腔正畸诊室。1985 年,她联合国内 10 个单位 13 名医生向中华口腔科学会主任朱希涛申请成立口腔正畸专业学组,获得批准,成为第一任口腔正畸专业学组组长。黄金芳是 1985 年人民卫生出版社卫生部规划教材《口腔正畸学》第一版的主编。"十年动乱"结束后,黄金芳开始招收研究生。黄金芳为我国口腔医学的发展也作出了突出的贡献。

(1) 林久祥,1945 年生于山东青岛,1970 年毕业于北京医学院口腔医学系。毕业后留校。1981 年获硕士学位,1986 年于北京医科大学获中美联合培养的医学博士学位,是我国正畸界培养的第一位博士,1986 年被公派留学美国;历任北京大学副校长,北京医科大学副校长、党委常务副书记及口腔正畸研究室副主任,中华口腔正畸学会主任委员;现任北京大学口腔正畸学教授、博士研究生导师。

20 世纪 80 年代初,林久祥刚进入临床的时候,发现骨性Ⅲ类牙颌畸形的手术治疗需要等到成人阶段再做,但鉴于很多青少年患者不愿伴着畸形等待,不少患者也很难接受手术治疗,于是便将非手术矫治恒牙期骨性Ⅲ类牙颌畸形作为自己研究的主攻方向。经过近 20 年的努力,林久祥牵头的团队终于研发出适合我国患者的新矫正器及技术,即传动直丝弓矫正器及技术,在恒牙期骨性Ⅲ类牙颌畸形非手术矫治方面取得了突破性进展,获得了中华医学科技奖二等奖及北京市科学技术奖二等奖,并被卫生部列为十年百项推广技术之一。该项成果在

2006年11月18日第二届海峡两岸四地口腔矫正学术大会上公布后,反响热烈,引起不少学者的关注。

林久祥在20世纪90年代后期引进了Tip Edge plus直丝弓矫正技术,当时这项技术在世界上仅问世2年,国内引进后便开始推广应用。林久祥首次提出了颈椎骨骨龄定量分期法,创建了我国正畸界唯一的口腔颅面发育研究中心。1991年,他成为国家教委和国务院学位委员会授予的"做出突出贡献的中国博士学位获得者"。迄今,林久祥培养近40名硕博士研究生。80—90年代的毕业生已经成为学科带头人。林久祥积极开展正畸学方面的教学改革,参与编写《口腔正畸学》,著有《现代口腔正畸学》,译有《口腔正畸Tip-Edge差动直丝弓矫正技术导引》。

(2)谢以岳,1969年毕业于北京医科大学,1981年研究生毕业后一直留校任教,1991年到1992年在悉尼大学牙科学院研修;现为北京大学口腔医学院教授、主任医师、研究生导师,《口腔正畸学》杂志副主编。谢以岳主要以牙合型、骨型及软组织形态关系和磁力正畸为研究方向,发表过数篇研究性论文。谢以岳编著有《让你的微笑更美丽》一书,是一本牙颌畸形的科普读物,曾参与主编和翻译口腔正畸学著作多部。

(3)陈蓉,1981年研究生毕业,取得硕士学位后留学美国攻读博士研究生,后留在美国。

第四节　新世纪我国口腔正畸事业的中坚力量

自20世纪80年代以来,我国口腔正畸医学发展迅速,培养了一大批口腔正畸医疗人才。口腔正畸医学的前辈们非常重视临床正畸的梯队建设,将很大的精力投入研究生的培养中。老一辈的专家一直坚持亲自带研究生,所以毛燮均学术谱系的第三代研究生数量多,年龄跨度大。不过,在研究生培养方面此阶段多数研究生往往不是一位导师,而且有几位导师或导师小组来负责。

一、傅民魁的研究生培养工作

傅民魁在毛燮均学术谱系的第二代中是资历较老的教授,所以其研究生人员众多,有些已经成为学科骨干。傅民魁培养的毕业生基本集中在 1990—2008 年,这近二十年也是国内口腔正畸事业发展最迅速的二十年。傅民魁曾说:美国口腔正畸已有 100 多年的历史,要发展到美国的程度,我们这一代是困难的,希望寄托在我们下一代、再下一代中国正畸医师身上。

以下学生中第一或第二导师为傅民魁。

(一)张丁、邓雨萌

傅民魁第一位研究生是张丁,张丁的第二导师是黄金芳。1991 年,张丁毕业后留校任教,现为硕士生导师,1992 年在日本昭和大学做口腔正畸和生物化学方面的研究,进修论文《低分子型 GTP 结合蛋白 rho 对破骨细胞的功能影响》在 1994 年 9 月美国堪萨斯国际骨代谢会议上被选作大会报告,并获大会优秀青年研究学者奖,同时被国际著名骨代谢专家、《骨代谢》杂志主编瑞吉(Ragie)教授邀请到美国康涅狄格大学骨代谢研究中心工作一年。

张丁还在牙齿移动生物学的研究上做出了突出成绩,先后去日本和美国学习进修。回国后她在指导研究生时,多以牙齿移动生物学研究为题,使此课题得到进一步发展。这一研究课题获得了 1996 年国家教委科技进步二等奖。张丁留校任教后培养出近 20 位研究生,其中博士研究生是以傅民魁教授为第一导师,但均为张丁指导毕业。

邓雨萌为傅民魁教授的第二位研究生,1992 年毕业后留校。其博士期间研究方向为颞下颌关节紊乱综合征患者的口颌系统关系,为以后研究颞下颌关节的正畸治疗打下了良好的基础。邓雨萌于 1993 年在香港大学正畸科研究进修,其论文《骨矿化基质对膜内化骨创伤的作用》获得 1994 年 3 月在美国西雅图召开的国际牙科研究会年会的罗斯(Norion M. Ross)奖,同时获得到美国西北大学牙医学院口腔生物学系访问研究两个月的基金资助。

(二)周彦恒、李巍然

周彦恒,1993 年博士毕业后留校,现在是北京大学口腔医院正畸科主任、博士生导师。《中华医学杂志》编委、《口腔正畸学杂志》编委。在攻读博士期间,周彦恒以错牙合与口颌系统功能为研究内容,在国内外杂志上发表论文 11 篇,并获 2001 年北京市科技进步三等奖。

周彦恒多年来致力于口腔其他学科与正畸联合治疗研究,包括正颌外科术前术后、种植前正畸以及颞颌关节病正畸治疗、修复及牙周病的正畸治疗；曾在这些领域发表过多篇文章。其导师傅民魁，便与我国正颌外科专家张震康在20世纪70年代共同完成过一例正畸——正颌联合治疗颅面部严重畸形患者。周彦恒自90年代开始研究患者种植修复前的正畸治疗，通过正畸手段达到直立磨牙、集中修复间隙、开展修复牙间隙、压低伸长的磨牙、解除前牙反合、减小前牙深覆合、牙根的行移动等治疗效果，并创造性地将种植体支抗应用于其中。周彦恒率先在国内开展无托槽隐形矫治，为成年患者采用固定矫治美观性差的问题提供解决方案，并开发和应用自主研发的 MAS 种植体支抗系统。

周彦恒不仅身兼正畸医学界一些社会职务，还培养了近20名研究生，早年的一些博士毕业生以傅民魁为第一导师，周彦恒参与指导。目前周彦恒已是博士生导师，他的学生王雪东是我国第一位口腔医学双博士学位研究生，为北大口腔医学院2009年毕业的第一届8年制口腔医学博士(DDS)，毕业后又在正畸科攻读3年博士(PHD)，已于2012年毕业。

李巍然1989年本科毕业于北京医科大学口腔医学系并考入正畸专业进行研究生学习，1993年获博士学位留校工作，第二导师为林久祥。李巍然现为博士生导师，1998年10月—1999年10月赴英国爱丁堡大学牙科研究所工作学习，多年来一直从事口腔正畸临床、科研及教学工作，发表论著40余篇、获省部级科技进步奖五项。

李巍然攻读博士期间的研究方向是唇腭裂患者的正畸治疗。唇腭裂患者因先天唇腭部畸形，婴幼儿时期手术治疗后，因手术影响和先天发育不足造成面中部及牙颌畸形，对面容影响较大。李巍然便致力于唇腭裂患者术后，达到适合正畸的年龄，为患者进行正畸治疗，矫正牙颌畸形，并且为唇腭裂牙槽嵴植骨等一系列手术做准备。在此研究领域，他发表了多篇论文，有所建树。李巍然作为博士生导师培养了近10名研究生。

（三）马育霞、卢海平、彭桂娥

三位医师都为1994年博士，毕业于北京医科大学正畸专业。马育霞毕业后进入北京海军总医院口腔科工作，其攻读博士期间研究方向为 X 线头影测量技术应用研究，博士论文题目为《CCD 扫描 X 线头影测量系统的研究及其在口腔正畸中的应用》，其第二导师为林久祥。卢海平博士毕业后去浙江发展，进入浙江医科大学口腔门诊部。卢医师博士期间主要以正畸治疗中的生物力学研究为方向,论文题目为《方丝弓矫治器矫治力的生物力学及临床应用研究》。彭桂娥博士毕业后进入北京大学人民医院口腔科工作。其博士期间主攻方向为中药对正畸过程中骨组织的影响,论文题目为《中草药黔岭藿对鼠牙矫治过程中齿槽骨改建的影响研究》。

(四)袁虹、张兴中、刘平

三位医师于 1995 年毕业。袁虹博士毕业后留校,主要研究方向为错牙合畸形口周组织压力测定,论文题目为《计算机口颌肌压力测试系统的研制和临床应用》。张兴中博士毕业后留校,其博士期间研究方向为颅颌面形态与生长发育,第一导师为林久祥,论文题目为《13—17 岁正常牙合青少年颅面形态结构及其生长发育的纵向研究》。刘平为傅民魁教授的硕士研究生。

(五)刘月华、姜若萍、罗卫红、王争

刘月华 1996 年博士毕业,2000 年加拿大不列颠哥伦比亚大学牙学院博士后出站,后回国进入上海同济大学附属口腔医院工作,现为同济大学附属口腔医院副院长、博士生导师、正畸教研室主任,培养出多名硕博士研究生。其博士期间研究方向为口腔矫治器用于治疗阻塞性睡眠呼吸暂停综合征的研究。博士论文《口腔矫治器治疗阻塞性睡眠呼吸暂停综合征的研究》获北京医科大学 1996 年首届优秀博士论文一等奖。其第一导师为曾祥龙,傅民魁为第二导师。在正畸治疗阻塞性睡眠呼吸暂停综合征(OSAS)研究方面颇有建树。姜若萍 1997 年博士毕业后留校工作。其博士论文题目为《Angle 氏 II 类 I 分类错牙合亲子间相似性研究》。罗卫红 1997 年博士毕业后进入北京空军总医院口腔科工作,博士论文题目为《面部侧貌美学特征的研究与临床应用》,并一直对面部侧貌评价进行研究,发表过数篇论文。王争为傅民魁教授硕士研究生,1997 年毕业。

(六)赵颖、邹冰爽、高雪梅、何红、王建国、张静、刘大为

赵颖、邹冰爽、高雪梅的第一导师为曾祥龙,第二导师为傅民魁。赵颖 1999 年博士毕业后先后于北京协和医院和北京宣武医院工作。其主要研究方向为阻塞性睡眠呼吸暂停综合征(OSAS)。邹冰爽 1998 年博士毕业后留校,2001 年 3 月—2002 年 2 月在韩国汉城国立大学牙医学院正畸科作访问学者,2002 年 3—9 月在美国芝加哥伊利诺伊州立大学牙医学院正畸科和口腔生物学实验室

做访问学者,其博士论文题目为《前牙开牙合畸形下颌骨骨密度和颅面形态类型的研究查看》。高雪梅1998年毕业后留校,主攻方向为儿童阻塞性睡眠呼吸暂停综合征的正畸治疗,发表相关文章20余篇,其博士论文题目《口腔矫治器治疗阻塞性睡眠呼吸暂停综合征的上气道三维形态学研究》。何红1999年博士毕业,其论文题目为《错牙合畸形与下颌位置关系的研究》。王建国1998年博士毕业,其论文题目为《正常牙合藏族人牙、颌、颅面形态结构的研究》。张静1998年博士毕业,其论文题目为《正畸矫治牙松动度、移动速度及龈沟液的变化研究》。刘大为博士毕业后出国,在美国马凯特(Marquette)大学任助理教授,其研究方向为正畸矫治中牙周组织的生物力学研究。

(七) 傅民魁 2000 年后培养的研究生

贾绮林的研究方向为唇腭裂患者的正畸治疗。1990年硕士毕业的贾绮林(导师黄金芳)于1994年赴英国GOS医院做为期两年的临床和研究工作,从事有关唇腭裂植骨和颌面部生长发育方面的研究,于1995年在格拉斯哥(Glasgow)英国颅面学会年会上宣读了关于唇腭裂植骨的论文,获得阿诺德·赫达特(Arnold Huddart)奖。贾绮林回国后师从傅民魁攻读博士学位,于2000年博士毕业。贾绮林主编《亚历山大正畸矫正技术的原理及其临床应用》一书;现为博士生导师,培养硕博士生近10人。魏松2000年博士毕业后留校,主要研究方向亚历山大矫治技术的研究。其博士论文题目为《Alexander矫治技术的临床研究》。胡炜2001年博士毕业后留校,博士论文题目为《正畸治疗中牙釉质脱矿的防治研究》,参编《口腔正畸学》教材。刘怡2002年博士毕业后留校,其博士论文题目为《正常牙合及闭锁性深覆牙合髁突运动轨迹的研究》。

傅民魁与张丁共同指导的博士研究生有:2000年博士毕业的李小彤,其博士论文题目为《正畸牙齿移动机理研究》。2002年博士毕业的陈莉,其博士论文题目为《"摇椅形"唇弓矫治力系统的生物力学研究》。2003年博士毕业的潘一春,主攻方向为正畸过程中牙菌斑特征研究,其博士论文题目为《正畸治疗中菌斑pH值变化和变形链球菌附着状况的研究》。2003年博士毕业的杨雁琪,其博士论文题目为《牙周膜细胞参与正畸骨改建过程中OPG和RANKL表达的研究》。2005年博士毕业的杨瑛,其博士毕业论文题目为《核心结合因子(Cbfa1)在机械力引起人牙周膜细胞分化中的作用》。2005年博士毕业的张若芳,其博士论文题目为《颜面不对称畸形的颅面形态、牙牙合特征及髁突运动轨迹的研究》。2006 年博士毕业的孟康,其博士论文题目为《带 L 形曲不锈钢丝与镍钛丝的力学特性及对牙周组织改建影响的比较研究》。2008 年博士毕业的崔亮,博士论文题目为其《骨细胞参与机械力引起的骨改建的体外研究》。

傅民魁与曾祥龙共同指导的博士研究生有:2001 年博士毕业的贾培增,他主要以阻塞性睡眠呼吸暂停综合征的正畸治疗为研究方向,主编专著《口腔医学数码摄影》,参编多部正畸科专著。

傅民魁与周彦恒共同指导的博士研究生有:2002 年博士毕业的施捷,主攻方向为牙周炎患者的治疗研究,其博士论文题目为《牙周炎致错位前牙经牙龈环切后正畸治疗的临床研究》。2005 年博士毕业的朱胜吉,其博士论文题目为《MAS 微螺钉型口腔正畸种植体支抗系统的研发及应用研究》。2008 年博士毕业的欧阳莉,其博士论文题目为《微螺钉种植体支抗对高角拔牙病例后牙垂直向控制的临床研究》。

傅民魁指导过的研究生共 37 位,其中有数名是与自己学生或者其他医师共同指导的。其研究生研究的领域基本覆盖全部正畸医学各个方向,基本上正畸科学每个分支都有突出拔尖的人才。其中,与曾祥龙共同指导的研究生多以正畸治疗阻塞性睡眠呼吸暂停综合征为主。

二、林久祥的研究生培养工作

林久祥在口腔正畸医学界享有盛誉,其学生数量也比较多,年龄跨度大,研究领域广,许多已成为学科骨干。

(一)许天民

林久祥培养的第一位博士生为许天民。许天民 1986 年毕业于南京医学院口腔系,1992 年获北京医科大学口腔正畸博士学位,第一导师为黄金芳,第二导师为林久祥。其博士论文题目为《Begg 矫正技术打开咬合的研究》,研究方向有:数字化计算机技术在口腔正畸学的应用、口腔颌面生长发育研究、MBT 矫治技术的临床研究等;1994—1996 年赴美国旧金山加州大学牙科学院正畸科做博士后,在美国著名正畸临床研究专家鲍姆林德(Sheldon Baumrind)教授和博伊德(Robert Boyd)教授的指导下从事正畸临床科研工作;2001年晋升主任医师,2003年晋升教授;现任北京大学口腔正畸科常务副主任,一直工作在医教研第一线,迄今已培养硕博士生20余名。

(二)夏冰、聂琼、闫学军

夏冰1996年博士毕业后于浙江工作,其博士毕业论文题目为《方丝弓矫正器移动尖牙技术的生物力学和临床应用研究》,第二导师为谢以岳。聂琼1997年博士毕业后留校工作,2003年3月—2004年3月在日本东京医科齿科大学齿学部第一矫正教研室(正畸科)做访问学者。其博士毕业论文题目为《错牙合畸形牙牙合测量研究》。闫学军1997年博士毕业,其博士毕业论文题目为《正常牙合替牙期牙牙合生长发育纵向研究》。

(三)周文莲、张晓芸

周文莲1998年博士毕业后留校,其博士毕业论文题目为《正常牙合人13—18岁颅面结构生长发育的后前位片X线头影测量纵向研究》。张晓芸1999年博士毕业后留校工作,其博士毕业论文题目为《Tip-Edge矫治技术第一期临床研究及相关实验研究》,第二导师为许天民。

(四)林久祥2000年后培养的研究生

徐宝华2000年博士毕业,现任卫生部中日友好医院口腔科主任,兼任北京大学医学部教授、硕士研究生导师、《口腔正畸学》杂志编委。徐医师主编《现代临床口腔正畸学》、《当代口腔正畸方丝弓直丝弓矫治教程》,主译《隐形口腔正畸治疗》、《口腔正畸微种植支抗技术》,参与编写专著六部。

周彦秋2002年博士毕业后留校,2003—2005年在美国密歇根大学牙学院做博士后研究,其博士毕业论文题目为《Sonic hedgehog在牙胚发育过程中的表达和功能研究》。王林2004年博士毕业,其博士毕业论文题目为《上颌快速扩大的实验与临床研究》。此外还有2006年毕业的林新平、2010年毕业的陈歆、2010年毕业的刘晓默,2011年毕业的赵宁宁,2012年毕业的赵晓光、王晴竹。

郑旭是林久祥与谢以岳共同培养的博士研究生,其博士毕业论文题目为《牙合型、骨型、软组织面型相互关系的研究》。

林久祥与许天民共同培养的博士研究生有:2000年毕业的马宗霆,其博士论文为《8～14岁正常牙合儿童颅面生长发育的纵向研究》；2001年毕业的刘妍，其博士论文题目为《错牙合畸形正畸治疗后的稳定性研究》；2002年毕业的杨敏志，其博士论文题目为《正畸治疗后满意病例牙齿位置和代偿的研究》；2004年毕业的江久汇，其博士毕业论文题目为《自然头位与计算机化网格分析在生长发育研究中的初步应用》。此外，还有2005年博士毕业的吴建勇、2006年博士毕业的那宾、2006年博士毕业的李飒、2007年博士毕业的韩冰和方刚，以及2008年毕业的马俐丽等。

梁炜是林久祥与徐宝华共同培养的博士研究生，2004年博士毕业，其博士论文题目为《上切牙在唇、舌侧正畸中转矩差异的三维有限元研究》。

林久祥与周彦恒共同培养的博士研究生有：2005年毕业的宋宇和张海萍、2006年毕业的孙燕楠、2007年毕业的陈莉莉和丁鹏。

林久祥与李巍然共同培养的博士研究生有：2005年毕业的贾海潮、2009年毕业的周伟华。

国克柔、赵健慧、曾金玲、晋长伟、陈忠汉、曾晨光、余增丽、李韵仪、伍雪红为林久祥的硕士研究生，已经走上工作岗位，成为优秀的口腔正畸科大夫。

三、谢以岳的研究生培养工作

赵弘硕士时期导师为谢以岳教授，毕业后考入中国人民解放军进修学院攻读博士学位。谢以岳指导的研究生还有张迪欣、杜鹃和王莉。

四、毛燮均学术谱系外的其他成员

自北医口腔正畸科建立以来，除毛燮均培养的研究生以外，还有其他在我国口腔正畸医学发展中作出贡献的科研医疗人员。例如，与毛燮均教授共同建立北医口腔正畸科的黄金芳教授，在毛燮均教授之后，任口腔正畸科主任，培养了许多著名的正畸学专家，如曾祥龙教授。曾祥龙教授毕业后留校，他的学生多以正畸治疗阻塞性睡眠呼吸暂停综合征为研究方向，在此领域有一定的学术成就。一个科室的成长不光靠一名专家努力，更多是数名医师相互配合，共同完善的成果。

第五节 毛燮均学术谱系图

　　毛燮均致力于我国口腔医学人才尤其是口腔正畸、矫形人才的培养,在他的培养和指导下,我国的口腔医学学科建设与人才队伍取得了显著成效。毛燮均的学术谱系见图4-1。

　　我国口腔正畸医学是一门起步晚、发展快的学科。自新中国成立以来,毛燮均等老一辈口腔医学工作者回国后,无谓艰苦,勤勤恳恳,为我国口腔医学事业奉献毕生心血,在他们的努力下才有了我国正畸事业20世纪80年代以来的迅猛发展。

　　毛燮均学术谱系中,在各个时期都有做出突出成绩的人才。纵观我国现代正畸发展历史,毛燮均是名副其实的开拓者,他对比中外,发现未来正畸的发展方向,钻研新技术,根据中国人特点创造更合适的正畸矫治器械。在新中国成立初期,我国口腔事业发展、模式及分科不合理、不完善,毛燮均敢于发言,为口腔正畸事业发展铺平了道路。他为自己的学生傅民魁选择了一个正畸治疗中必须用的技术——X线头影测量,使这门技术在国内普及起来,正畸治疗才有了衡量的标准。他告诫自己的学生要学习固定矫治技术,后来傅民魁得到了出国留学的机会,使固定矫治技术在国内各大医院正畸科成为治疗的主要方式,大大提高了治疗效率与质量。傅民魁是我国正畸快速发展期的实践者,在他和同事们的努力下,将国际上的先进技术引入国内,同时也推动了我国正畸医学的发展并逐渐步入世界先进行列。

　　当然,我国口腔正畸医学的发展速度不单单是这一两位著名专家就能决定的,背后还有多名医师和前辈的帮助与参与。也不仅仅是北医口腔正畸科在探索、在进步,全国多个著名口腔医学院的教授、专家和研究生在共同推进,才会有国内正畸技术走入世界前列的局面。

　　例如,我国著名的口腔医学家陈华,是我国口腔正畸学的主要创始人之一,1922年考入华西协合大学牙学院,1930年毕业;历任南京大学医学院、中国人民解放军第四、第五军医大学口腔医学系(院)主任、院长,第四军医大学副校长,是中国人民解放军口腔医学教育的奠基人。著名口腔医学家席应忠,也是我国口腔正畸学的主要创始人之一;席应忠1922年考入华西协合大学牙学院,1930年

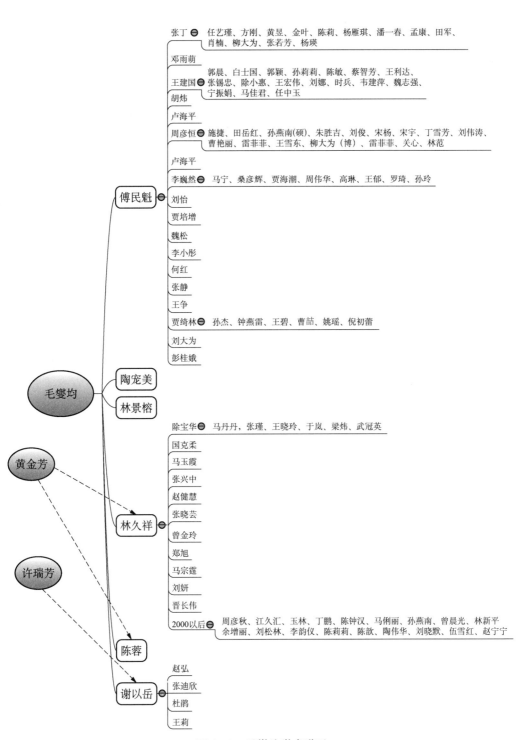

图 4 - 1　毛燮均学术谱系

毕业;曾任上海第二医学院口腔医学系主任。陈华、席应忠与毛燮均一起推动了我国口腔正畸医学的发展。

正畸医学的谱系研究不仅仅是列出每个专家的学生,而是要通过学术谱系观察一个学科的发展,在学科领域的广度与人才的培养上找到一些规律。一个学科的发展有着自身内在的逻辑和外在的影响。北京大学口腔正畸学科的发展,从只有两个人建科到现在已成为国内一流的口腔正畸中心,在学科建设、人才培养和临床诊疗方面均取得了显著的成绩,这主要归功于毛燮均先生的高瞻远瞩。毛燮均强调口腔医学不能仅限于口腔局部,而应从整体医学的视角来看待口腔医学问题,由此对我国口腔医学的发展做出了很好的规划,形成了具有自己学科特点的学术谱系。毛燮均先生重视学科人才培养,规划学科建设,不断开拓研究领域,从而使得这个学术谱系得以传承和发展。

我国口腔正畸医学发展至今日,理论技术已逐渐成熟,无论是在基础和应用基础方面,还是临床诊断与矫治技术方面都有大量的研究成果。但我们不应止步于此,正畸医学在今天已经不是一门独立的学科,它已与颌面外科、颞下颌关节病、牙周病等口腔学科相融合,联合治疗口腔颅面各类畸形。各学科相通相融已经是一个发展趋势。从整个口腔学科看正畸治疗,不断自主创新,研究更适合中国人的正畸矫治器械与技术,培养出更多正畸医学人才。

结　语

　　虽然现代西方医学传入中国可溯至明季,但其影响甚微,直至 19 世纪中叶传教士医生来华传教行医,西方医学在中国的影响日渐扩大。不过,西方来华的传教士医生大多致力于传教行医,很少展开深入系统的学术研究,诸如合信(B. Hobsen,1816—1873)、德贞(J. Dudgeon,1837—1901)、高士兰(P. B. Cousland,1860—1930)等人的医学研究也只是个人兴趣,并未在华形成自己的研究传统。清末在华担任海关医官的英国医师曼松(P. Manson,1844—1922)基于在中国的寄生虫病研究成果开创了热带病学,但他建立的热带医学学术谱系属于英国的殖民医学典范而非中国的现代医学传统。

　　学术传统与学术谱系的建立至少需要具备三个条件,即著名学者、学术研究机构和教育体制。因此,我们可以发现本书列举的中国现代医学学术谱系都是建立在 20 世纪 20 年代之后,即少数医学院校的部分学科拥有了自己的学术领袖,形成了颇具特色的研究方向并开始培养研究人才。林可胜在出任北京协和医学院生理系主任期间创建了中国生理学会,并使协和生理学系成为当时中国生理学研究的中心,构建了以其为中心的协和生理学系学术网络,在科研、教学、培养人才等方面使我国的生理学研究达到了国际水准。与林可胜同年回国的蔡翘在上海和南京从事生理学教学和科研工作,以他为中心的学术谱系,与同时期的林可胜谱系,一南一北,共同奠定了我国现代生理学发展的基石。泌尿外科是我国较早形成的一门外科分支学科,吴阶平的老师谢元甫师从“现代泌尿外科之父”休·扬,在北京协和医学院专注泌尿外科学的发展,后来形成了以吴阶平为中心的我国泌尿外科学术谱系。毛燮均毕业于华西协合大学牙学院,两度留美,先后到明尼苏达大学、塔夫兹大学和哈佛大学学习,1949 年回国后在北京大学医学院建立口腔正畸科,成为我国口腔医学的学术带头人,培养了一批口腔正畸科人才。

　　本书名为“当代中国医学家学术谱系”,但更确切地讲,应该称为“当代中国医学家学术谱系案例研究”。由于时间、精力与材料所限,作者并不试图勾勒中国现代医学学术谱系的整体面貌,也未期望考察中国现代医学学术谱系发展的演化历程,而仅仅是通过几个有代表性的案例,管窥其特征。作者关注的是现代医学传入中国后,如何建立起具有在地特色的学术传统。尽管一方面现代医学与其他自然科学一样,试图探寻增进健康、预防和诊治疾病的普遍规律,但在另一方面,由于医学的实践性、疾病的地域性以及影响健康与疾病的社会文化特性,医学家们所面对的健康与疾病实际问题又具有明显的在地化特征。因此,中国现代医学的发展不可避免地受到中国当时的疾病谱以及社会文化的影响。中国现代医学家们在研究方向的选择上,必然会重点观照解决与国人健康密切相关的科学问题,如20世纪20—30年代的生理生化学家们,结合当时维生素的前沿研究,而关注国人的营养研究和消化生理研究。

学术谱系的形成是一个学科专业社会化的重要组成部分,也可为考查学科的分支学科演化历程提供一条适宜的路径。学术谱系研究可以呈现学科发展、变化的轨迹。简单的学术谱系如同家谱,通过学者的代际传承可追溯其学术思想的渊源及其嬗变。不过在许多情况下,当代医学家的学术谱系更为复杂。随着医学科学与技术的发展,医学家的学术理路与研究方向处于变动之中,此外,研究团队的科研模式,也使得医学家的学术渊源可能会有多个来路。在学术谱系中,我们常常可以发现某位学者实际上可追溯到不止一位导师:博士生导师、博士后合作导师以及指导小组的重要成员等。

学术谱系的形成植根于学科的发展,而学科发展既有其自身的逻辑规律,但又明显地受到研究者的影响。我国早期生理学的研究展开之时,恰好一批从西方留学回国的年轻学者将当时国际生理学的研究热点——神经生理学引入国内,从而带动并促进了我国神经生理学科的发展。陈宜张和赵志奇曾对1927—1991年中国发表的生理学学术论文做过统计,从《生理学报》及其前身《中国生理学杂志》所发表的学术论文数量及其比例中可以看出神经生理学研究的突出发展。

表结-1　《生理学报》及《中国生理学杂志》所发表的论文统计[①]

年份	总数	I	II	III	IV	V(%)	VI(%)	VII(%)
1927—1930	257	190	16	2	6	43(16.7)	42(16.3)	20(7.8)
1949—1952	108	66	1	1	15	25(23.1)	19(17.6)	11(10.2)
1956—1959	465	191	43	14	16	201(43.2)	191(41.1)	126(27.1)

---

① 陈宜张,赵志奇.解放后的中国神经生理学[M]//王志均,陈孟勤.中国生理学史.北京:北京医科大学中国协和医科大学联合出版社,1993.

（续表）

年份	总数	Ⅰ	Ⅱ	Ⅲ	Ⅳ	Ⅴ（%）	Ⅵ（%）	Ⅶ（%）
1962—1965	505	178	20	17	43	247(48.9)	216(42.8)	143(28.3)
1988—1991	1 062	347	0	49	18	648(61.0)	619(58.3)	337(31.7)

注：Ⅰ.除神经外的各系统；Ⅱ.中药药物；Ⅲ.方法；Ⅳ.外周神经；Ⅴ.感官、中枢神经、神经调节；Ⅵ.中枢神经、神经调节；Ⅶ.中枢神经。

推动我国神经生理学科发展的原因很多。首先是第一代学者的开创性工作奠定了神经生理学发展的基础。1949 年之后，由冯德培、王应睐主持，在上海组建了中国科学院生理生化研究所。该所组建的 5 个研究室中有 3 个从事神经科学的研究，因而上海生理所很快成为中国神经学研究的一个主要中心。1956 年，张香桐回国带回许多实验仪器。1959 年，张香桐和冯德培、刘育民一起开办的全国电生理学习班培养了一批来自各地的神经生理学研究骨干。其次，神经科学在生理学分支学科中的突出发展，也明显受到社会与政治因素的影响。20 世纪 50 年代在学习苏联的影响下，医学界掀起了学习巴普洛夫学说的运动，生理学领域对条件反射的研究极为活跃。"文革"时期，许多科研工作都受到极大干扰甚至中断，但是神经科学研究，尤其是中枢神经系统的电生理学研究却能继续开展，是因为在弘扬和挖掘祖国医学遗产的口号下，需要对针刺镇痛作出科学的解释。由此，我国的生理学形成了以镇痛与疼痛机制为中心的研究队伍，成百上千的生理学家和临床医生一起涌进了针刺镇痛和针刺麻醉的研究领域。尽管他们可能对针刺并没有真正的兴趣，而只是因为这是官方批准的科研项目，在这个范围内人们可以进行学术研究，甚至可以找到一个政治上安全的庇护所[①]。

中国现代医学的发展经历了一个曲折的过程。由于中国近代的科学研究常常因为战乱和社会的动荡而中断，在谱系研究的第一、二代医学家中，几乎找不出一位能安稳地、持续地专心某个研究方向[②]。更为遗憾的是，有的科学家的研究工作已处于当时的领先地位，而因社会环境的影响被迫中断，与此同时，国外的研究却持续发展，从而导致我国学者的研究失去了先机。例如，上海生理研究所张香桐在 20 世纪 60 年代首创的脑细胞组织离体培养在世界上居领先的地

① 张香桐.神经科学在中国的发展[M]//王志均,陈孟勤.中国生理学史.北京：北京医科大学 中国协和医科大学联合出版社,1993.
② 冯德培.回顾中国生理学历史的一点感想[M]//王志均,陈孟勤.中国生理学史.北京：北京医科大学 中国协和医科大学联合出版社,1993.

位,神经细胞离体可成活一百多天。苏联一位中级科研人员来上海生理所进修,她回国后组建了组织培养研究所,并担任了所长,我们的国家却中断了这项研究。

谱系研究也为考察我国现代医学学科的发展提供了一个很好的视角。20世纪初期,我国大学和研究机构发展程度有限,学科建制不完善,学术谱系因此呈现出数量较少,且师承关系并不典型的特征。例如,林可胜与张锡均、沈隽淇、林树模等是指导者与下属同事或助手的关系,并不是严格意义上的博士生与指导老师的关系。谢元甫、吴阶平早期也多是在临床活动中指导青年医生。在研究生教育制度建立之前,大多是以这种“传、帮、带”和言传身教的培养模式。

1961年,《中华人民共和国教育部直属高等学校暂行工作条例(草案)》对研究生培养目标、招生对象、录取方式、学习年限和培养方法等都作了具体规定,我国的研究生教育逐渐健全。由此,谱系中呈现出以具有明确师承关系的联系,但数量仍然十分有限。吴阶平在这期间培养了两名研究生:顾方六和郭应禄。毛燮均自1961年最早获准在北医培养口腔正畸研究生,先后培养了陶宠美和傅民魁。1966年“文革”开始后,医学各科的研究生培养工作也随之中断。“文革”后高等教育复苏,研究生教育恢复,我国的医学家学术谱系才得以续写。学术谱系在质和量上都发生了变化。从“质”上来说,高等教育的发展,为学术谱系的人员构成提供了一个客观的标准,谱系成员大多是具有直接师承关系的博士、硕士研究生。从“量”上来说,“文革”后的学术谱系成员数量显著增加,这与国家对高等教育,尤其是医学高等教育的迅速发展是分不开的。20世纪80年代后,中国走上了以经济建设为中心、改革开放及推进现代化建设的道路,科教兴国的战略得到落实,我国医学家的学术谱系呈现出繁盛和多态之势,也反映了医学学科交叉、分化与融合的特征。

学术谱系追溯某一学科或专业从创建和演化的路径。学术谱系采用一种简单明了的方法来概念化学科演化的进程,通过谱系树状图直观地呈现出来,导师与学生之间的关系可以很容易地识别出来。本研究采用谱系方法来追踪著名医学家个人和直接的专业影响力以及学术网络。尽管如此,我们也意识到在每个医学家谱系的研究中存在着一些尚待解决的问题。例如,谱系是否可以囊括所有相关的研究人员,谱系树的绘制方面是否会出现代际间的混淆等。实际上,当本项目研究的初步结果在中国生理学网站上展示后,就有学者指出了谱系中个别人员的数据不准确,尤其是涉及具有多位师生关系的复杂情况时,并提出了一些建设性意见。此外,学术谱系也可能导致人们在考察学科发展时,忽视医学家与外在学术环境之间复杂的相互作用,忽视谱系之外的个体间的学术互动影响,忽视了日常科研活动中民族、性别、阶层等因素的影响。

学术谱系研究也为人们认识与理解学科发展提供了另一种视角。医学家谱系的案例研究表明,医学领域里各分支学科的发展在多因素的推动中,该学科核心人物与重要成员之间的个人联系所形成的学术谱系,对学科发展的特色具有决定性作用。通过对谱系成员论文的共同作者分析,可以发现谱系成员的合作所反映出的学科发展与变化,谱系主要成员与合作者的研究主题随着时间的变化,其研究方向会随着学科热点发生转移。此外,学术谱系也可作为跨学科研究的一个指标。20世纪80年代之后,多学科合作与跨学科研究日益繁荣。学术谱系所反映的导师与学生之间的不同研究主题,可以作为衡量与其他学科关联研究的跨学科的指标。论文共同作者分析也反映出谱系成员与其他机构甚至其他学科专家的合作,显示出谱术谱系不是封闭的,而是开放的,有利于拓展新的研究领域,开展交叉学科或跨学科研究,也有利于扩大谱系的学术影响力与学术活力。

不过,谱系研究也存在着一定的局限性。首先,该研究路径主要突出了个人之间的关系而弱化了社会环境因素的影响,如社会文化、学术政治、行政管理的作用。其次,谱系的成员之间的时间关系序列与学术贡献、学术影响力等在结构上可能并不一定存在必然的关联。再次,学术谱系通常会忽略无法识别的个人和群体的贡献,如实验室的其他研究人员有可能成为边缘性群体。

总而言之,对著名人物学术谱系的分析提供了一个考察个人的学术影响力以及对相关学科领域发展贡献的视角。尽管其有着一定的局限性,但学术谱系作为一种历史分析方法,可拓展与丰富人们对于医学各学科历史演化多样性的认识。

参考文献

论著

[美]罗伯特·卡尼格尔(Robert Kanigel)著;江载芬等译. 师从天才：一个科学王朝的崛起[M]. 上海科技教育出版社,2001.

[美]伊丽莎白·W. 伊瑟莉姬(Elizabeth W. Etheridge)著;李立明主译. 健康的哨兵[M]. 中国协和医科大学出版社,2005.

许明龙. 中西文化交流先驱：从利玛窦到朗世宁[M]. 北京：东方出版社,1993.

曹育. 从西方生理学知识的传入到中国近代生理学的建立(上)[M]//王志均,陈孟勤. 中国生理学史. 北京：北京医科大学 中国协和医科大学联合出版社,1993.

徐宗泽. 明清间耶稣会士译著提要[M]. 北京：中华书局,1989.

马伯英,高晞,洪中立. 中外医学文化交流史：中外医学跨文化传通[M]. 上海：文汇出版社,1993.

[美]洛伊斯·玛格纳著;李难等译. 生命科学史[M]. 武汉：华中工学院出版社,1985.

陈孟勤. 生理学家的伟大使命[M]//王志均,陈孟勤. 中国生理学史. 北京：北京医科大学. 中国协和医科大学联合出版社,1993.

张大庆. 医学史[M]. 北京：北京大学医学出版社,2003.

中国协和医科大学. 中国协和医科大学校史(1917—1987)[M]. 北京科学技术出版社,1987.

王志均. 既开风气又为师：林可胜先生传[M]//王志均,陈孟勤. 中国生理学史. 北京：北京医科大学 中国协和医科大学联合出版社,1993.

王永潮,彭奕欣. 细胞生物学家汪堃仁教授[M]//王志均,陈孟勤. 中国生理学史. 北京：北京医科大学 中国协和医科大学联合出版社,1993.

阎康年. 卡文迪什实验室：现代科学革命的圣地[M]. 石家庄：河北大学出版社,1994.

王志均,陈孟勤. 中国近代生理学六十年[M]. 长沙：湖南教育出版社,1986.

那彦群,孙则禹,叶章群. 中国泌尿外科学史[M]. 第二军医大学出版社,2007.

邓立. 吴阶平传[M]. 浙江人民出版社,1999.

董炳琨. 一个好医生的成长 吴阶平生平[M]. 中国协和医科大学出版社,2011.

傅民魁. 毛燮均：中国现代口腔医学之父[M]//傅民魁,李世俊. 牙科博览2011. 北京：人民卫生出版社,2011.

傅民魁. 尽人事,听天命：我的口腔正畸五十年[M]. 北京出版社,北京出版集团公司,2013.

周学东,唐洁,谭静. 口腔医学史[M]. 北京：人民卫生出版. 2013.

周学东. 华西口腔百年史话[M]. 2版. 北京：人民卫生出版社. 2010.

郑麟蕃. 中国口腔医学发展史[M]. 北京：北京大学医学出版社,1998.

陈宜张,赵志奇. 解放后的中国神经生理学[M]//王志均,陈孟勤. 中国生理学史. 北京：北京

医科大学　中国协和医科大学联合出版社,1993.

张香桐. 神经科学在中国的发展[M]//王志均,陈孟勤. 中国生理学史. 北京：北京医科大学
　　中国协和医科大学联合出版社,1993.

冯德培. 回顾中国生理学历史的一点感想[M]//王志均,陈孟勤. 中国生理学史. 北京：北京
　　医科大学　中国协和医科大学联合出版社,1993.

Laudan, L. Progress and its problems：Toward atheory of scientific growth [M]. Berkeley,
　　CA：University of California Press,1977.

Nakayama, S; translated by Jerry Dusenbury. Academic and Scientific Traditions in China,
　　Japan and the West [M]. Tokyo：Tokyo University Press, 1984.

Karczmar, A G. Sir John Eccles, 1903—1997：Part 2：The Brain as a Machine or as a Site of
　　Free Will [M]. Johns Hopkins University Press, 2001.

Sooyoung, Chang. Academic Genealogy of Mathematicians[M]. World Scientific Publishing
　　Company, 2010.

Zuckerman, H. Scientific Elite：Nobel Laureates in the United States[M]. Transaction
　　Publishers, 1995.

期刊文章

朱明,彭建中. 中医各家学说课程应以中医学派发展为主线：兼论中医学派的"五性"[J]. 中
　　医教育,2007,26(1).

郝刘祥,王扬宗. 科学传统与中国科学事业的现代化[J]. 科学文化评论,2004：1(1).

赵璞珊. 西洋医学在中国的传播[J]. 历史研究,1980(3)：37 - 48.

王吉民. 我国最早留学西洋习医者黄宽传略[J]. 中华医史杂志,1954(2)：98 - 99.

高晞. 谈德贞的《西医举隅》和西医汇抄[J]. 上海医科大学学报(人文社会科学版),1991,(2)：
　　72 - 76.

王志均,王雨若. 欣读鲁迅先生早年编写的生理学讲义[J]. 生理科学进展,1982,13(3)：
　　273 - 274.

牛亚华. 清末留日医学生及其对中国近代医学事业的贡献[J]. 中国科技史料,2003,24(3)：
　　228 - 234.

曹育. 中国现代生理学奠基人林可胜博士[J]. 中国科技史料,1998,19(1)：27.

徐科. 我国现代生理学的重要奠基人：纪念冯德培先生百年诞辰[J]. 生理学报,2007,59(6)：
　　730 - 732.

张席锦,吕清浩. 著名生理学家王志均教授[J]. 北京医学院学报,1985,17(3).

吴建屏. 祝贺我国神经生理学泰斗——张香桐院士百岁华诞[J]. 生命科学,2006,18(6)：
　　513 - 514.

孙秀泓. 缅怀恩师易见龙先生[J]. 生理科学进展,2003,34(2)：104 - 105.

钱维华. 记冯德培教授[J]. 中国科技史料,1982(4)：30.

吴襄. 蔡翘教授对发展中国生理学的贡献[J]. 生理科学,1982,Z1：15 - 21.

华仲慰,李成熹. 全国解放后蔡翘教授为发展我国军事医学科学奋斗的三十年[J]. 生理科学,
　　1982,Z1：21 - 22.

张立藩. 千秋风范照后人：纪念蔡翘教授诞辰 100 周年[J]. 中华航空航天医学杂志,1997,
　　4(8)：196.

冯德培. 向我的老师蔡翘先生致敬[J]. 基础医学与临床,1982,Z1：10.

范明. 蔡翘教授传略[J]. 中国神经科学,2003,19(2)：134.

徐丰彦. 我跟随蔡翘教授的岁月中[J]. 生理科学,1982,Z1：11-12.

徐丰彦. 我的回顾[J]. 生理科学进展,1992,3(23)：193-195.

韩济生. 悼念吴襄老师[J]. 生理科学进展,1996,2(27)：182.

王来国. 追忆生理学家朱壬葆院士[J]. 科技视界,2011,34：20.

第二军医大学. 纪念著名生理学家和医学教育家朱鹤年教授百年诞辰[J]. 第二军医大学学报. 2005,1：5.

周金黄. 在两种医学思想下探索我国药理学的道路[J]. 生理科学进展,1985,16(1)：1-5.

蔡巧玉佟旭. 满园春色催桃李　一片丹心育将才：记泌尿外料专家郭应禄院士与中国泌尿外科将才工程[J]. 科学中国人,2008(6)：F2.

周莹莹. 从我国科研产出的三个统计指标看科研成果评价体制[J]. 中国农业大学学报(社会科学版),2004(4).

任全娥. 论信息哲学对科研成果评价的方法论意义[J]. 重庆大学学报(社会科学版),2009(1).

徐文焕,罗长坤,黄国琼. 科研成果评价的常用方法与分析[J]. 中华医院管理杂志,2006(9).

邱均平,马瑞敏,程妮. 利用 SCI 进行科研工作者成果评价的新探索[J]. 中国图书馆学报,2007(4).

赵蓉英,温芳芳. 科研合作与知识交流[J]. 图书情报工作,2011(20).

王崇德. 论科学合作[J]. 科技管理研究,1984(5).

朱丽娟,李丽娜. 科研合作计量指标研究述评[J]. 情报杂志,2013(6).

何中华. "学术良知"和"学术谱系"何以会成为问题[J]. 探索与争鸣,2006(4).

徐坤,张大庆. 中国泌尿外科学的学科建制化：北京大学泌尿外科的贡献[J]. 医学与哲学(A),2013(6).

王明德. 近代中国学术的谱系[J]. 潍坊学院学报,2011(5).

李昕升,夏如兵. 以杨开渠为中心的水稻科学家学术谱系研究[J]. 农业考古,2013(1).

李昕升,夏如兵. 以杨守仁先生为核心水稻科学家学术谱系研究[J]. 沈阳农业大学学报(社会科学版),2012(1).

李金湜,张大庆. 中国近代生理学学术谱系研究初探：以北京协和医学院生理学系为例[J]. 医学与哲学(A),2013(5).

魏义霞. 孟子在康有为视界中的身份归属、传承谱系与近代命运[J]. 燕山大学学报(哲学社会科学版),2011(4).

王学典. 翦伯赞：整合两大学术谱系的史坛巨子[J]. 北京大学学报(哲学社会科学版),1998(2).

袁鼎生. 林焕平学术精神和学术谱系探讨[J]. 南方文坛,2012(3).

《中国泌尿外科学史》已出版[J]. 第二军医大学学报,2009,30(2)：141.

龚咏梅. 著名学者杜维明纵论中国学术谱系[J]. 探索与争鸣,2005(11).

韩天琪,樊小龙,袁江洋. 唐敖庆谱系与福井谦一谱系比较研究[J]. 科学与社会,2013(1).

乌云其其格,袁江洋. 谱系与传统：从日本诺贝尔奖获奖谱系看一流科学传统的构建[J]. 自然辩证法研究,2009(7).

乌云其其格. 日本诺贝尔物理学奖获奖谱系的反思[J]. 科技导报,2009(7)：106.

卜晓勇,徐飞.中国现代数学精英师承关系及其特征状况研究[J].科学技术哲学研究,2009(4).

韩晗.辩中求变:兼论学术谱系史范畴下当代西方文论研究:以陈永国《理论的逃逸》为例[J].广西大学学报(哲学社会科学版),2009(2):112-117.

林久祥,许天民.口腔颌面正畸学——现代口腔正畸学——中国口腔正畸学科发展的回顾与展望[J].北京大学学报(医学版),2008(1):11-14.

曾祥龙,傅民魁.近30年口腔正畸学科的发展与现状[J].中华口腔医学杂志,1998(6):323-325.

傅民魁.任重而道远:我国口腔正畸学科发展的回顾和展望[J].口腔正畸学杂志,1994(1):4-6.

周彦恒.现代正颌外科与口腔正畸[J].中华口腔医学杂志,2004(2):110-111.

傅民魁.著名口腔医学专家黄金芳教授逝世[J].中华口腔医学杂志,1998(2):96.

林久祥,许天民.21世纪中国口腔正畸学科的展望:走向世界与创新[J].北京大学学报(医学版),2007(1):1-2.

周涛,孟欣.妙手神技送祥瑞:记北京大学口腔医学院主任医师林久祥[J].中国高校科技与产业化,2009(4):42-45.

傅民魁.我国口腔正畸学科的发展现状、存在问题和解决对策[J].中华口腔医学杂志,2004(2):89-90.

C P Haskins. The Scientific Revolution and World Politics. New York and Evanson: Harper & Row, 1969:10-13.

Hill, L. (1935). "Sir Edward Albert Sharpey - Schafer. 1850 - 1935". Obituary Notices of Fellows of the Royal Society 1(4):400.

Pepeu G. Brain acetylcholine: An inventory of our knowledge on the 50th anniversary of its discovery [J]. Trends in Pharmacological Sciences. 1983,4:416.

Theodore M. Brown, Elizabeth Fee. Walter Bradford Cannon, Pioneer Physiologist of Human Emotions. American Journal of Public Health, 2002,92(10):1594-1595.

Katz, B. (1978). "Archibald Vivian Hill. 26 September 1886 - 3June 1977". Biographical Memoirs of Fellows of the Royal Society 24:71-149.

Med Andreas - holger Maehele. "Receptive Substances": John Newport Langley (1852-1925) and his Path to a Receptor Theory of Drug Action. Medical History, 2004,48(2):153-174.

Tansey, E M. (2008). "Working with C. S. Sherrington, 1918-24". Notes and Records of the Royal Society 62(1):123-130.

Papez J W. A proposed mechanism of emotion (1937) [J]. Journal of Neuropsychiatry and Clinical Neuroscience, 1995,7(1):103-112.

Stella V J. My mentors [J]. Journal of Pharmaceutical Sciences, 2001,90(8):969-978.

Jackson D C. Academic genealogy and direct calorimetry: a personal account [J]. Advances in Physiology Education, 2011,35(2):120-127.

David S V, H. Neurotree: a collaborative, graphical database of the academic genealogy of neuroscience [J]. PloS one, 2012,7(10):e46608.

Bennett A F, L. The academic genealogy of george a. Bartholomew [J]. Integrative and comparative biology, 2005,45(2): 231-233.

Elizabeth A. Kelley R W S. An Academic Genealogy on the History of American Field Primatologists [J]. American Jourmal of Physical Anthropology, 2007(3): 406-425.

Sugimoto C R, Ni C, Russell T G, et al. Academic genealogy as an indicator of interdisciplinarity: An examination of dissertation networks in Library and Information Science [J]. Journal of the American Society for Information Science and Technology, 2011,62(9): 1808-1828.

其他

袁媛. 我国早期的近代生理学教育[C]. 上海市科技史学会 2006 年学术年会论文,2006, 27-28.

卜小勇. 中国现代科学精英[D]. 中国科学技术大学,2007.

http://www. britannica. com/EBchecked/topic/538938/Sir-Edward-Albert-Sharpey-Schafer

http://www. lib. uchicago. edu/e/spcl/centcat/fac/facch20_01. html

"Sir Henry Dale - Biography". Nobelprize. org. http://www. nobelprize. org/nobel_prizes/medicine/laureates/1936/dale. html

http://www. harvardsquarelibrary. org/unitarians/cannon_walter. htm

http://oasis. lib. harvard. edu/oasis/deliver/deepLink? _collection = oasis&uniqueId =med00088

http://www. nobelprize. org/nobel_prizes/medicine/laureates/1922/hill-bio. html

http://en. wikipedia. org/wiki/A. V. Hill

http://www. nobelprize. org/nobelprizes/medicine/laureates/1932/sherrington-bio. html

http://archives. library. illinois. edu/archon/? p=digitallibrary/digitalcontent&id=2894

http://www. med. yale. edu/library/historical/about/founders/fulton. html

http://www. nap. edu/readingroom. php? book=biomems&page=cwoolsey. html

http://www. nytimes. com/1993/01/20/obituaries/clinton-woolsey-dies-neuroscientist-was-88. html

http://photoarchive. lib. uchicago. edu/db. xqy? show=browse1. xml%7C295

http://www. nobelprize. org/nobel_prizes/medicine/laureates/1932/adrian-bio. html

"Corneille Heymans - Biography". Nobelprize. org. http://www. nobelprize. org/nobel_prizes/medicine/laureates/1938/heymans-bio. html

http://www. the-aps. org/fm/presidents/intrombv. html

索 引

后 记

　　《当代中国医学家学术谱系》是中国科协资助的"当代中国科学家学术谱系研究"项目之一，硕士研究生李金湜、徐坤参加了此项研究，承担生理学和泌尿外科学部分，图书馆助理馆员管同承担口腔医学部分的初稿撰写工作。初稿完成后，生理学家谱系的内容曾在中国生理学会网站上展示，得到了生理学界的广泛关注，对谱系编制给予了充分的肯定，也有学者对部分内容，尤其是师生关系方面的内容提出了建设性的意见与建议。我们的研究工作和文本草稿还得到了中国科协领导和同行专家多方面指教，特此对王春法先生、袁江洋先生、胡化凯先生、张藜女士等表达诚挚的致谢。

著　者

2016 年 1 月 18 日